中国医学临床百家

刘德若 / 著

肺癌

刘德若 2021 观点

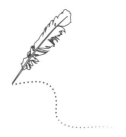

科学技术文献出版社
SCIENTIFIC AND TECHNICAL DOCUMENTATION PRESS

·北京·

图书在版编目（CIP）数据

肺癌刘德若2021观点 / 刘德若著. —北京：科学技术文献出版社，2021.2
ISBN 978-7-5189-7033-9

Ⅰ.①肺… Ⅱ.①刘… Ⅲ.①肺肿瘤—研究 Ⅳ.① R734.2

中国版本图书馆 CIP 数据核字（2020）第 156823 号

肺癌刘德若2021观点

策划编辑：彭 玉　　责任编辑：彭 玉　　责任校对：张吲哚　　责任出版：张志平

出 版 者	科学技术文献出版社	
地　　　址	北京市复兴路15号　　邮编　100038	
编 务 部	（010）58882938，58882087（传真）	
发 行 部	（010）58882868，58882870（传真）	
邮 购 部	（010）58882873	
官 方 网 址	www.stdp.com.cn	
发 行 者	科学技术文献出版社发行　全国各地新华书店经销	
印 刷 者	北京虎彩文化传播有限公司	
版　　　次	2021 年 2 月第 1 版　2021 年 2 月第 1 次印刷	
开　　　本	710×1000　1/16	
字　　　数	134千	
印　　　张	14.5　彩插2面	
书　　　号	ISBN 978-7-5189-7033-9	
定　　　价	118.00元	

序
Preface

韩启德

　　欧洲文艺复兴后，以维萨利发表《人体构造》为标志，现代医学不断发展，特别是从 19 世纪末开始，随着科学技术成果大量应用于医学，现代医学发展日新月异，发生了根本性的变化。

　　在过去的一个世纪里，我国现代化进程加快，现代医学也急起直追。但由于启程晚，经济社会发展落后，在相当长的时期里，我国的现代医学远远落后于发达国家。记得 20 世纪 50 年代，我虽然生活在上海这个最发达的城市里，但是母亲做子宫切除术还要到全市最高级的医院才能完成；我患猩红热继发严重风湿性心包炎，只在最严重昏迷时用过一点青霉素。20 世纪 60—70 年代，我从上海第一医学院毕业后到陕西农村基层工作，在很多时候还只能靠"一根针，一把草"治病。但是改革开放仅仅 40 多年，我国现代医学的发展水平已经接近发达国家。可以说，世界上所有先进的诊疗方法，中国的医生都能做，有的还做得更好。更为可喜的是，近年来我国医学界开始取得越来越多的原创性成果，在某些点上已经处于世界领先地位。中国医生已经不再盲从发达国家的疾病诊疗指南，而能根据我们自己的经验和发现，根据我国自己的实际情况制定临床标准和规范。我们越来越有自己的东西了。

要把我们"自己的东西"扩展开来，要获得越来越多"自己的东西"，就必须加强学术交流。我们一直非常重视与国外的学术交流，第一时间掌握国外学术动向，越来越多地参与国际学术会议，有了"自己的东西"也总是要在国外著名刊物去发表。但与此同时，我们更需要重视国内的学术交流，第一时间把自己的创新成果和可贵的经验传播给国内同行，不仅为加强学术互动，促进学术发展，更为学术成果的推广和应用，推动我国医学事业发展。

我国医学发展很不平衡，经济发达地区与落后地区之间差别巨大，先进医疗技术往往只有在大城市、大医院才能开展。在这种情况下，更需要采取有效方式，把现代医学的最新进展以及我国自己的研究成果和先进经验广泛传播开去。

基于以上考虑，科学技术文献出版社精心策划出版《中国医学临床百家》丛书。每本书涵盖一种或一类疾病，由该疾病领域领军专家撰写，重点介绍学术发展历史和最新研究进展，并提供具体临床实践指导。临床疾病上千种，丛书拟以每年百种以上规模持续出版，高时效性地整体展示我国临床研究和实践的最高水平，不能不说是一个重大和艰难的任务。

我浏览了丛书中已经完稿的几本书，感觉都写得很好，既全面阐述了有关疾病的基本知识及其来龙去脉，又介绍了疾病的最新进展，包括笔者本人及其团队的创新性观点和临床经验，学风严谨，内容深入浅出。相信每一本都保持这样质量的书定会受到医学界的欢迎，成为我国又一项成功的优秀出版工程。

　　《中国医学临床百家》丛书出版工程的启动，是我国现代医学百年进步的标志，也必将对我国临床医学发展起到积极的推动作用。衷心希望《中国医学临床百家》丛书的出版取得圆满成功！

　　是为序。

作者简介

Author introduction

刘德若，医学博士，主任医师，北京大学医学部博士生导师，博士点负责人。清华大学博士后导师。中日友好医院外科教研部主任。2002年至2017年任中日友好医院胸外科主任，2009年至今任中日友好医院大外科主任。

现任北京医学会胸外分会主任委员、中国医疗保健国际交流促进会胸外科分会主任委员。曾任中国医师协会胸外科分会常委，中华医学会胸心血管外科学分会委员、胸腔镜外科学组副组长。

任多家杂志常务编委，编委。近5年发表SCI收录的论文30篇。曾获省部级科学技术奖两项、国家科技进步二等奖。曾获首都精神文明建设奖。曾获中国教科文卫体全国医德标兵。

开展胸外科手术上万例。较早在国内开展胸腔镜手术和肺移植手术。在肺外科手术全国名医排行榜中位列前10。所带领的团队为全国重点专科，在2018年度中国医学科学院全国学科排行榜名列第10位。

前言
Foreword

  肺癌是世界范围内癌症死亡最常见的原因，估计每年有160万人死于肺癌。大约85%的患者为非小细胞肺癌，其中肺腺癌和肺鳞癌是最常见的亚型。肺癌最常见的病因是吸烟，而从未吸烟的肺癌患者中女性和东亚更常见，其与环境暴露有关，包括二手烟、污染、致癌物以及遗传因素等。

  近年来，随着高分辨 CT 应用的普及、低剂量螺旋 CT 筛查的增加，越来越多的早期肺癌被发现，为现代胸外科技术和观念的进步与革新都带来了新的契机。微创技术的出现，为现代肺外科技术的变革带来了巨大的动力。分子靶向疗法和免疫疗法的出现，使得非小细胞肺癌的非手术治疗手段取得了巨大的进展。

  本书阐述了肺癌的诊断与治疗最新进展，分为两部分：第一部分着重介绍肺癌的筛查、诊断和分期手段及技术的最新进展，为大家提供了系统与详尽的肺癌诊疗手段；第二部分侧重于肺癌的手术及辅助治疗，详细介绍了如何针对于不同特征的肺癌制定相应的诊疗手段。全书以专题论述形式编写，紧密结合临床提出了在肺癌诊治过程中医师应关心的问题。

本书观点代表着我从医 40 年来对于不同分期肺癌治疗特点及进展的一些体会，书中有一些观点可能会与读者观点存在差异，希望得到各位读者批评指正，以期进一步完善。同时希望本书能给胸外科医生提供一些帮助，以便较好地为临床工作服务。

目 录
Contents

肺小结节诊断及手术时机的选择

肺癌严重威胁人类的健康与生命，随着发病率和死亡率的直线上升，其已经成为人类癌症死亡的首要原因之一。但有研究表明 I 期肺癌患者经胸腔镜手术（video-assisted thoracic surgery，VATS）后的 5 年生存率可达 50%。因此，在肺癌早期阶段及时诊断并采取准确的治疗策略对改善患者的生存状况显得尤为重要。

随着低剂量螺旋 CT 的应用和影像技术的提高，肺小结节的检出率逐年增高。肺结节病因复杂、病理类型多样，部分学者认为其与肺腺癌密切相关。在临床工作中，如果在肺腺癌早期就对其做出及时诊断并采取准确的治疗策略，患者的生存状况能得到明显的改善。随着多层螺旋计算机断层扫描（MDCT）的使用及早期筛查的普及，肺小结节的检出率大大增加，其被诊断为早期肺癌的比例也逐渐增高。肺腺癌是目前最常见的肺癌组织学类型。肺癌病理组织学对其预后判断和治疗非常关键，但在一般情况下需通过手术、支气管镜或者穿刺才能了解患者的病理结果，而很多患者可能不具备获得病理标本的条件。CT 作为诊断肺腺癌的首要方法，高分辨率 CT 扫描（HRCT）可以分辨出小病灶和细微结构，对肺部磨玻璃影（ground-glass opacity，GGO）病变的大小、位置及形态学特征等进行分析。氟脱氧葡萄糖 - 正电子体层扫描（FDG-PET）可作为病变组织良恶性及恶性程度的诊断指标。

目前肺 GGO 的治疗主要是外科手术，根据病变的大小、部位、影像学、病理学特点及有无淋巴结转移等选取如下手术方式：VATS 下亚肺叶切除（包括肺楔形切除和肺段切除）术和肺叶切除术。由于肺 GGO 具有术中不能被肉眼发现且手难以触及的特征，术前可运用 Hookwire 定位提高手术成功率。在肺腺癌新分类后，基于肺结节的 CT 影像特征、病理亚型及分子生物学变化，找到有意义的 CT 征象，以提高对肺腺癌组织学类型及基因突变状态诊断的准确率，从而进一步了解肺腺癌的发生及发展机制，为这种类型肺腺癌的诊断和临床治疗决策提供帮助。

1. 肺结节的相关概念

（1）肺结节

肺结节是指肺内直径 ≤ 3 cm 类圆形或不规则病灶，影像学表现为密度增高的阴影，可单发或者多发，边界清晰或不清晰。弗莱希纳（Fleischner）学会胸部影像词汇表将 CT 图像中的肺结节定义为"圆形或不规则的病变，边界清楚或不清楚，在任何截面上最大径都≤ 3 cm"。如果病变的任何最大径＞ 3 cm，则定义为肿物。由于低剂量螺旋 CT 在肺癌筛查中的广泛应用，最大径≤ 3 cm 的孤立性肺结节（solitary pulmonary nodule，SPN）的检出率日益增高。SPN 是指被肺组织包绕的且最大直径≤ 3 cm 的单发病灶。

（2）肺部磨玻璃影

肺部磨玻璃影指在 CT 上边界清楚或不清楚的肺内密度增高影，但病变密度又不足以掩盖其中走行的血管和支气管影。

（3）局灶性磨玻璃影

局灶性磨玻璃影（focal ground-glass opacity，fGGO）病变局限，按照病灶内是否有实性成分可以分为：①纯磨玻璃结节（pure ground-glass opacity，pGGO）（图 1）：病灶内不含实性成分的磨玻璃影；②混合磨玻璃结节（mixed ground-glass opacity，mGGO）（图 2）：混杂性磨玻璃影，病灶内含有实性成分。

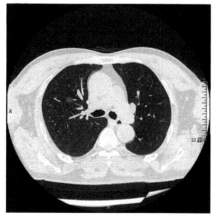 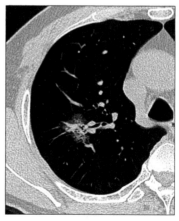

图 1 纯磨玻璃结节　　图 2 混合磨玻璃结节

（4）肺磨玻璃结节

肺磨玻璃结节（ground-glass nodule，GGN）指以GGO为主要特点的肺部结节。

（5）肺部磨玻璃影的病因及病理学基础

由于GGO是一种特征性但非特异性的征象，因而其可表现为多种病理类型。正常情况下，肺泡腔由气体填充。病理情况下，如肺泡腔内有液体潴留、肉芽组织形成或肿瘤浸润时，局部肺组织密度升高，可导致单位像素内气体含量减少，即产生CT上的GGO。

病理学研究表明：①弥漫性病变：肺泡腔内可见渗出液的聚集，并有少量淋巴细胞、中性粒细胞、巨噬细胞及无定形物质等，伴有肺泡壁不同程度的增厚或纤维化改变，多见于出血、水肿、炎症等改变。②局限性病变：a. 纤维化病变：是良性GGO的主要表现，组织病理学分析显示组织间隙增厚、纤维母细胞增生，并保留了肺泡内空腔。如果存在固体成分，可能与纤维化灶和肺泡萎陷的存在有关。虽然被认为是良性实体，但局灶性间质纤维化与肿瘤疾病有许多共同的CT特征，其与恶性病变的鉴别主要基于其随时间的稳定性。b. 肿瘤所致：多见于周围型肺小腺癌，肿瘤细胞沿肺泡壁生长、无/部分肺泡塌陷，有残留的含气肺泡组织，肿瘤内弹性纤维轻—中度增生。当病理组织沿肺泡壁生长、无肺泡塌陷时，CT上表现为纯GGO。当病理组织增多并附壁生长、肺泡壁塌陷、成纤维细胞增生并网状结构断裂时，CT上表现为混合性GGO。

2. 肺结节与肺癌的关系

肺癌根据组织病理学特征分为小细胞肺癌（small cell lung cancer，SCLC）和非小细胞肺癌（non-small cell lung cancer，NSCLC）。后者又包括肺鳞癌、大细胞肺癌和肺腺癌。SCLC 是肺癌的一种比较特殊的类型，占肺癌总数的 10% ～ 20%，恶性程度高，转移时间早，转移部位广泛，对放化疗敏感，但会较快地产生耐受，容易复发，预后差。

肺鳞状上皮细胞癌又称肺鳞癌，约占肺癌总数的 50%，好发于 50 岁以上的老年男性，起源于较大支气管，常见为中央型肺癌，生长缓慢，分化程度不一，淋巴转移、血行转移晚。肺鳞癌对放疗、化疗较敏感，但不如小细胞肺癌敏感。

大细胞肺癌占肺癌总数的 15% ～ 20%，男性较多见，起源于大支气管，多为中央型肺癌，分化低，肿瘤生长迅速，易发生血行转移，预后较差。

肺腺癌占肺癌总数的 30% ～ 35%，好发于年轻女性，起源于较小的支气管，约 65% 为周围型，肿瘤生长较缓慢，分化程度高，早期往往无明显临床症状，血行转移及淋巴转移较晚。

除上述外，Kim 等报道 53 例肺结节病变中，恶性率高达 75.47%（40/53）（表 1）。Lee 等报道 43 例肺结节病变中，恶性率为 79.07%（34/43）。总之，多数文献表明肺结节病变恶性率较高，临床上易漏诊或不予重视，因此，肺结节早诊断、早发现、早治疗是改善恶性肺结节病变预后的关键。

表 1 肺结节恶性率

研究者	例数	肺癌	恶性率	时间
Kim H Y	49	40	75%	2007
Nakata	43	26	60.5%	2003
Nakajina	20	12	60%	2013
蒋磊	11	7	63.6%	2008
Henschke	44	15	34%	2002

3. 肺结节影像学特征与病理诊断

GGN 良恶性的影像学表现（表2）：结节体积越大，恶性/浸润性概率越高。直径＜1 cm 的 pGGN 大多为非浸润性病变。大多数恶性肺结节为圆形/类圆形；良性结节可能更趋向于不规则形、多角形或出现扁平平直的边缘。恶性肺结节的边缘及瘤—肺界面多为分叶状，棘状凸起征象，多边缘清楚但不整齐/毛糙/毛刺；良性肺结节多无分叶，边缘可有尖角、纤维条索等。内部密度特征：良性肺结节多密度均匀；恶性肺结节密度较高，不均匀，更多见胸膜凹陷征、血管集束征。

表 2 GGN 的影像学表现

影像学特征	单纯性 GGN		混合性 GGN	
	恶性	良性	恶性	良性
直径＞8 mm	90.9%	28%	52.8%	12.5%
支气管含气征	63.6%	16%	91.7%	75%
空泡征	18.2%	8%	50%	12.5%

影像学特征	单纯性 GGN		混合性 GGN	
	恶性	良性	恶性	良性
分叶征	63.6%	8%	94.4%	62.5%
毛刺征	18.2%	4%	55.6%	50%

2011 年，国际肺癌研究协会（IASLC）、美国胸科学会（ATS）和欧洲呼吸学会（ERS）提出了一个新的肺腺癌分类标准，随后其被纳入 2015 年世界卫生组织（WTO）官方肺腺癌分类标准（表 3）。非典型腺瘤样增生（atypical adenomatous hyperplasia，AAH）、原位腺癌（adenocarcinoma in situ，AIS）和微小浸润性腺癌（minimally invasive adenocarcinoma，MIA）的新术语被引入用于小腺癌，它们分别表现出单纯的附壁状或主要为附壁状生长，浸润 ≤ 5 mm。

浸润性腺癌（invasive adenocarcinoma，IAC）包括附壁为主型、腺泡为主型、乳头为主型、微乳头为主型和伴黏液产生的实体为主型 5 个亚型。此外，还有变异型浸润腺癌，包括胎儿型、胶样型、黏液型和肠型。

随着影像技术的发展，影像学在肺部肿瘤中的应用早已不是单纯的判断良恶性，而是通过对比病理标本、各种基因表达产物及预后，从而对肺腺癌做出较明确的组织学分型来指导临床治疗，达到理想的治疗效果。

肺腺癌新分类为此类影像学研究提出了新的挑战，并对肺腺癌的影像学诊断提出了新的规范。

表 3 2015 年 WTO 肺腺癌新分类

腺癌分类	病理改变	CT 影像学定义
非典型腺瘤样增生	局限小病变（≤ 0.5 cm），增生的细胞为肺泡 II 型细胞和（或）Clara 细胞，轻至中等异型，衬覆肺泡壁，有时衬覆呼吸性细支气管壁。增生的细胞为圆形、立方形或低柱状，核圆形或卵圆形，细胞之间常有空隙，相互不延续	在胸部 CT 上，AAH 特征性地表现为小的纯 GGO，通常 ＜ 5 mm，病变可以是单个或多个，密度很低，有时需在高分辨率 CT 扫描（HRCT）上才能显示出来，病变内任何正常结构如血管都能清楚显现
原位腺癌	≤ 3 cm 的局限性小腺癌，癌细胞完全沿着以前存在的肺泡壁生长，无间质、血管或胸膜浸润。肺泡间隔可增宽伴硬化，但无瘤细胞间质浸润	在 CT 上的典型表现为纯 GGO，在 HRCT 上比 AHH 的密度稍高，有时病变为部分实性结节，偶为实性结节。黏液性 AIS 常表现为实性结节或实变。AIS 也可以是单个或多个
微小浸润性腺癌	病变 ≤ 3 cm，癌细胞完全沿肺泡壁生长，且任一视野下间质浸润的最大径 ≤ 0.5 cm 的小腺癌，如果肿瘤内出现脉管或胸膜侵犯及肿瘤坏死，则直接诊断为浸润性腺癌而非 MIA	非黏液性 MIA 通常表现为以磨玻璃样成分为主的部分实性结节，实性成分位于病变中央，≤ 0.5 cm。黏液性 MIA 罕见，可以表现为固体或部分固体结节
浸润性腺癌	至少有一个浸润病灶最大径 ＞ 5 mm 的腺癌	CT 上可以显示为部分实性不透明度，磨玻璃和固体成分的比例不同，通常被描述为 GGN，固体成分 ＞ 5 mm
附壁为主型	浸润性腺癌的一种亚型，定义为先前分类为以附壁成分为主的混合亚型的非黏液性腺癌	

续表

腺癌分类	病理改变	CT 影像学定义
腺泡型		
乳头型		
微乳头型		
实体型		
变异型浸润腺癌		
胎儿型		
胶样型		
黏液型		
肠型		

（1）非典型腺瘤样增生

AAH 定义为局限小病变（≤ 0.5 cm），在胸部 CT 上特征性地表现为小的纯 GGO，通常＜ 5 mm，病变可以是单个或多个，密度很低，有时需在 HRCT 上才能显示出来，病变内任何正常结构如血管都能清楚显现。

（2）原位腺癌

AIS 定义为≤ 3 cm 的局限性小腺癌，为浸润前病变。在 CT 上的典型表现为纯 GGO，在 HRCT 上比 AAH 的密度稍高，有时病变为部分实性结节，偶为实性结节。黏液性 AIS 常表现为实性结节或实变。AIS 也可以是单个或多个。

（3）微小浸润性腺癌

MIA 定义为病变≤ 3 cm，癌细胞完全沿肺泡壁生长，且任一视野下间质浸润的最大径≤ 0.5 cm 的小腺癌。如果肿瘤内出现脉管或胸膜侵犯及肿瘤性坏死，则直接诊断为浸润性腺癌而非 MIA。非黏液性 MIA 通常表现为以磨玻璃样成分为主的部分实性结节，实性成分位于病变中央且≤ 0.5 cm。黏液性 MIA 罕见，可以表现为固体或部分固体结节。影像学上结节≤ 3 cm 的阈值与病理诊断 AIS 或 MIA 的最大直径一致。

（4）浸润性腺癌

IAC 定义为至少有一个浸润病灶最大径＞ 5mm 的腺癌。①附壁为主型浸润腺癌（lepidic predominant adenocarcinoma, LPA）是浸润性腺癌的一种亚型，定义为先前分类为以附壁成分为主的混合亚型非黏液腺癌。在 CT 上，它可以显示为部分实性不透明度，磨玻璃和固体成分的比例不同，通常被描述为 GGN，固体成分＞ 5 mm。②黏液性浸润腺癌在 CT 图像上的表现多种多样，包括单纯磨玻璃结节、部分实性结节或实变。典型病变常为实性且伴空气支气管征，可分布于单个小叶或呈多小叶分布，黏液成分常表现为比肌肉密度稍低的软组织样密度，增强扫描后可观察其内走行的血管即血管征。③浸润性腺癌的其他亚型，如腺泡型、乳头状型、微乳头型和实体型占优势的病变很少在 HRCT 上显示 GGO，主要表现为实性或实性为主的结节（肿块），其预后较附壁为主型差。

目前，只有病理评估才能确定 GGO 是良性还是恶性。然而，随着时间的推移，结合临床情况仔细评估 CT 中 GGO 外观的变化，可以提供相对准确的诊断建议。

4. 肺结节的检查方法

（1）影像学检查

① CT：首选方法，薄层高分辨 CT，靶扫描 / 重建。② MRI：敏感性远低于 CT，主要原因是肺部质子密度低、磁敏感性不均匀、空间分辨率低，常规很难显示 5 mm 以下结节，对于 GGN，尤其是 pGGN，MRI 不能显示，因此不推荐。③ PET-CT：对 GGN 诊断价值有限。阳性率低，pGGN 假阴性率 100%，mGGN

也达 60% 以上，定性价值有限。即使是恶性也很少发生淋巴 / 血行转移，分期价值有限。标准摄取值（standard uptake value，SUV）诊断良恶性的特异度较低，FDG 高摄取不一定是，低摄取也不能排除。但最大 SUV（SUV max）对肿瘤的预后有一定预测价值，高摄取提示预后差，以往常将 SUV max > 2.5 作为判断良恶性的阈值。2013 年美国胸科医师学会（ACCP）指南建议：pGGN 者不推荐使用 PET-CT；伴有肺内其他实性结节、mGGN 实性 < 5 mm 者不推荐使用 PET-CT；实性 > 5 mm、直径 > 10 mm，定性困难，术前分期高度怀疑恶性 GGN 者推荐应用 PET-CT。

（2）非手术活检

① CT 引导下细针穿刺：阳性率为 65% ～ 94%，常见并发症为气胸（15% ～ 40%），多见于小病灶、位置较深的病灶、肺气肿患者、从侧面或近叶间裂进针穿刺等情况，需进行引流的比例为 5%（4% ～ 18%）。②气管镜引导下肺活检：明确诊断的仅为 10% ～ 50%，< 20 mm 的外周病灶约 33% 能获得诊断。CT 显示有支气管造影征，特别是支气管通向病灶的阳性率高达 70%。③超声支气管镜（EBUS）：支气管内超声对外周病灶活检的敏感性和特异性分别是 73% 和 100%，对 < 25 mm 的病灶敏感性为 71%。④磁导航结合气管镜的 CT 成像技术 [虚拟导航支气管镜（virtual bronchoscopy navigation，VBN）和电磁导航支气管镜（electromagnetic navigation bronchoscopy，ENB）]：在选择性患者中诊断率为 63% ～ 74%，尤其对有支气管造影征的患者

敏感性更高。

非手术活检作为有创检查，常用于明确良恶性诊断，具有潜在风险，适用于恶性率为 10% ～ 65% 的患者的确诊。

（3）肿瘤标志物检测

目前尚无特异性肺癌标志物用于临床诊断，但有条件者可酌情做以下检查，作为鉴别诊断标准。①胃泌素释放肽前体（pro-GRP）：小细胞肺癌首选。②神经特异烯醇化酶（neuron-specific enolase，NSE）：用于小细胞肺癌的诊断和治疗反应监测。③癌胚抗原（CEA）：用于判断肺癌预后及对治疗过程的监测。④细胞角蛋白片段 19（CYFRA21-1）：用于肺鳞癌，可提高诊断的敏感性和特异性。⑤鳞状细胞癌抗原（squamous cell carcinoma antigen，SCC-Ag）：用于肺鳞状细胞癌的疗效监测和预后判断。

5. 肺结节处理策略

肺结节有恶性演进的可能，生长缓慢，随访应至少 3 ～ 5 年。随访过程中应注意观察结节直径、密度的变化。

Fleischner 学会指南的核心思想：①吸烟或有其他恶性病变的危险因素为高危。②越小的病变恶性可能越低。③实性小结节 ＞ 2 年无进展，则良性可能性大。

2005 年 Fleischner 学会指南肺结节处理策略见图 3，主要针对＞ 35 岁、无已知恶性肿瘤的肺小结节患者的随访和诊治策略。

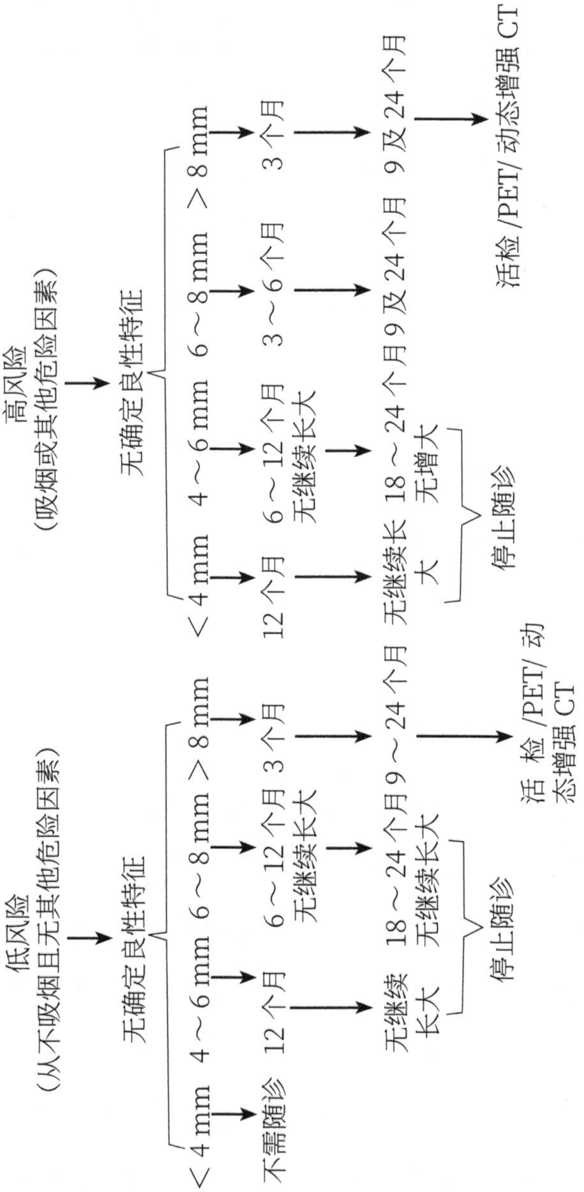

图 3 2005 年 Fleischner 学会指南肺结节处理策略

2013 年 ACCP 对单发 / 多发结节的临床处理路径见图 4 ～图 7。

①直径≥ 8 mm 的实性肺结节（图 4）。

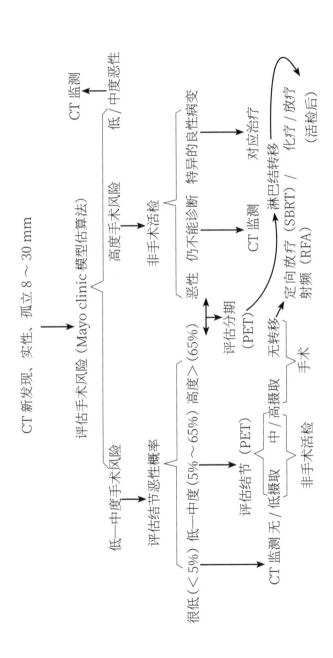

图 4 直径≥ 8 mm 的实性肺结节临床处理路径

②直径＜8mm实性结节（图5）：ACCP与2005年Fleischner学会制定的实性小结节随访指南一致。

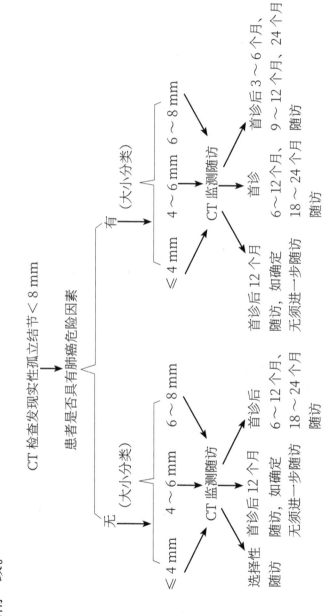

图5 直径＜8mm实性结节临床处理路径

③亚实性肺结节（pGGN，mGGN）临床处理路径见图 6。

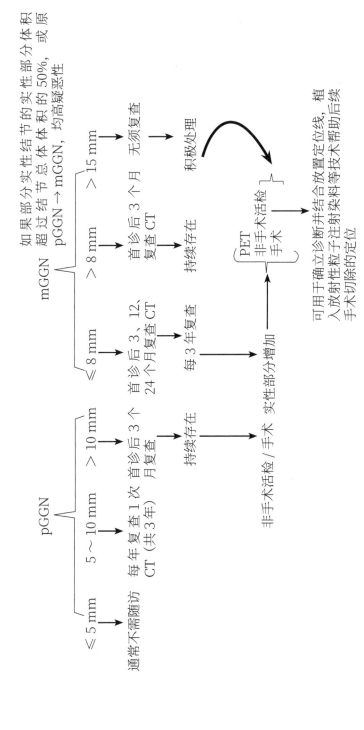

图 6 亚实性肺结节临床处理路径

④多发性肺结节：一般为非浸润性病变且多中心起源而非转移，因此，手术切除局部病灶可达到治疗目的，无须过度化疗。谨慎对待每个单独结节，可行 PET 扫描进一步评估，综合评估，除非证实是转移灶，否则应积极处理。

《肺亚实性结节影像处理专家共识》对于多发 GGN 的处理建议见图 7。

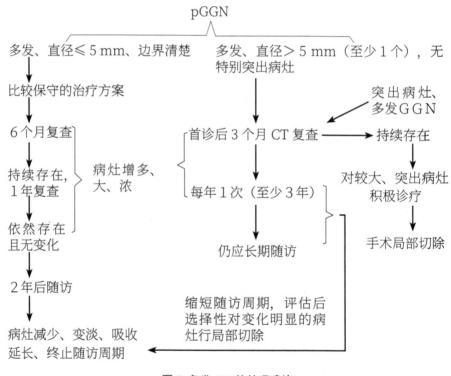

图 7 多发 GGN 的处理建议

6. 肺结节外科治疗

GGN（尤其是 pGGN）发生转移的可能性小；多发性 GGN 一般为多中心起源，而非肺内转移；活检小标本和细胞学标本难以判断是否存在肿瘤浸润，也不能反映整个肿瘤的组织学亚型，因此，外科手术在 GGN 的治疗和诊断中具有重要作用。

由于缺乏前瞻性随机对照研究（美国和日本的 Ⅲ 期临床实验尚未结束），目前尚无公认的 GGN 外科手术方案。楔形 / 肺段 / 肺叶切除术 ＋ 淋巴结清扫 / 采样见图 8。

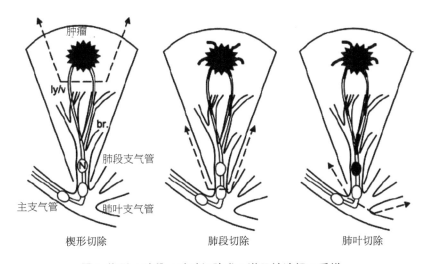

图 8 楔形 / 肺段 / 肺叶切除术 ＋ 淋巴结清扫 / 采样

（顾鑫蕾）

中国医学临床百家

参考文献

1. LEE H Y, LEE K S. Ground-glass opacity nodules: histopathology, imaging evaluation, and clinical implications. J Thorac Imaging, 2011, 26 (2): 106-118.

2. KADOTA K, YEH Y C, ANGELO S P, et al. Associations between mutations and histologic patterns of mucin in lung adenocarcinoma: invasive mucinous pattern and extracellular mucin are associated with KRAS mutation. Am J Surg Pathol, 2014, 38 (8): 1118-1127.

3. TRAVIS W D, BRAMBILLA E, NOGUCHI M, et al. International association for the Study of Lung Cancer/American Thoracic Society/European Respiratory Society: international multidisciplinary classification of lung adenocarcinoma: executive summary. Proc Am Thorac Soc, 2011, 8 (5): 381-385.

4. FELIX L, SERRA-TOSIO G, LANTUEJOUL S, et al. CT characteristics of resolving ground-glass opacities in a lung cancer screening programme. Eur J Radiol, 2011, 77 (3): 410-416.

5. FAN L, LIU S Y, LI Q C, et al. Pulmonary malignant focal ground-glass opacity nodules and solid nodules of 3 cm or Less: comparison of multi-detector CT features. J Med Imaging Radiat Oncol, 2011, 55 (3): 279-285.

6. HARDERS S W, MADSEN H H, RASMUSSEN T R, et al. High resolution spiral CT for determining the malignant potential of solitary pulmonary nodules: refining and testing the test. Acta Radiol, 2011, 52 (4): 401-409.

7. OYAMA M, MAESHIMA A M, TOCHIGI N, et al. Prognostic impact of

pleural invasion in 1488 patients with surgically resected non-small cell lung carcinoma. Jpn J Clin Oncol，2013，43（5）：540-546.

8. NAIDICH D P，BANKIER A A，MACMAHON H，et al. Recommendations for the management of subsolid pulmonary nodules detected at CT：a statement from the Fleischner Society. Radiology，2013，266（1）：304-317.

9. LEE H Y，CHOI Y L，LEE K S，et al. Pure ground- glass opacity neoplastic lung nodules：histopathology，imaging，and management. AJR Am J Roentgenol，2014，202（3）：224-233.

10. LEE H J，KIM Y T，KANG C H，et al. Epidermal growth factor receptor mutation in lung adenocarcinomas：relationship with CT characteristics and histologic subtypes. Radiology，2013，268（1）：254- 264.

11. YOSHIZAWA A，SUMIYOSHI S，SONOBE M，et al. Validation of the IASLC/ATS/ERS lung adenocarcinoma classification for prognosis and association with EGFR and KRAS gene mutations：analysis of 440 japanese patients. J Thorac Oncol，2013，8（1）：52-61.

肺癌的液体活检

组织病理活检是目前肺癌诊断的金标准。随着肺癌个体化治疗的发展及针对肺癌驱动基因突变的分子靶向治疗的兴起，组织病理活检获取的肿瘤组织不仅可用于肺癌的病理诊断，也可用于肺癌的分子检测。然而，传统的组织病理活检操作复杂，具有一定的侵入性，且受限于肿瘤的位置、大小等。此外，由于肺癌本身具有高度的异质性，以及分子靶向治疗、化疗等所导致的肺癌分子生物学特征变化等因素的存在，需要对肺癌患者进行多次组织病理活检，以了解其在疾病进展过程及治疗过程中的即时信息，然而这在临床上较难实施。因此，需要一种无创、简便的方法来获取肺癌组织的相关分子生物学信息。

液体活检（liquid biopsy）的出现为肺癌生物学特征的获取提供了一种全新的思路。肺癌的液体活检是指从体液中获取来源于肺癌组织的生物标志物，并通过对所得生物标志物进行分析来反映肺癌组织的相关信息。体液主要是指外周血，还包括唾液、尿液、支气管肺泡灌洗液、胸腔积液、脑脊液、痰液等。目前常用的肺癌液体活检生物标志物主要是外周血中的循环肿瘤细胞（circulating tumor cell，CTC）、循环肿瘤 DNA（circulating tumor DNA，ctDNA）、外泌体（exosome）、微小核糖核酸（microRNA）等，其中循环肿瘤细胞及循环肿瘤 DNA 备受关注，在肺癌的早期诊断、靶向治疗、预后判断、化疗疗效评价等方面具有重要意义。与传统组织病理活检相比，肺癌的液体活检具有微创、简便、经济、快速、可重复等特点，因此在临床上具有广阔的应用前景。

7. 循环肿瘤细胞

（1）概述

循环肿瘤细胞是指肿瘤原发灶或者转移灶中通过主动迁移或者在外在因素的作用下被动脱落而进入血液循环的肿瘤细胞。早在 19 世纪，Paget S 就提出了种子—土壤学说，他认为恶性肿瘤在发生转移时首先需要有"种子"从原发灶脱落，然后以远隔器官作为"土壤"，寻找合适的生长环境形成转移灶。"种子"即为循环肿瘤细胞，而目前认为当病灶中的肿瘤细胞获得迁移、侵袭的条件与机会时，主要通过上皮－间质转换（epithelial-mesenchymal transitions，EMT）、细胞骨架和细胞间连接紧密程度的改变来增加自身变形及运动的能力，以通过血管及淋巴管。

1869 年，Ashworth 首次在癌症患者的血液中发现了与肿瘤细胞形态一致的细胞，并提出"血液中的肿瘤细胞可能揭示癌症患者原发肿瘤的生物学特征"这样一个观点。循环肿瘤细胞具有完整性的特点，可以提供有关肿瘤细胞形态及蛋白、核酸等的相关信息。此外，由于肺癌的转移途径主要是血行转移，因此，循环肿瘤细胞的检测对诊断、治疗肺癌具有十分重要的意义。

然而循环肿瘤细胞在外周血中十分稀少，即使在晚期肿瘤患者中，1 mL 外周血中只有不到 10 个循环肿瘤细胞，并且其半衰期较短，只有几个小时，因此，有赖于检测技术的不断发展也一直是肺癌循环肿瘤细胞科学研究中的瓶颈所在。

（2）检测方法

①基于免疫学的检测方法

循环肿瘤细胞表面常常高表达上皮分子相关抗原，而外周血中少有表达上皮分子相关抗原的细胞。基于免疫学的 CTCs 检测方法就是利用这一特点，通过抗原抗体的特异性结合反应来识别肿瘤细胞。CellSearch 系统是一项集富集、分离与检测为一体的，自动化程度较高的检测技术，是美国食品药品管理局（Food and Drug Administration，FDA）批准的唯一用于临床的 CTCs 检测方法。其利用针对细胞表面各种上皮靶标的铁粒子及抗体，如上皮细胞黏附分子（epithelial cell adhesion molecule，EpCAM）和细胞角蛋白（CK8、CK18 和 CK19）等来鉴别循环肿瘤细胞。该检测方法结果较为稳定、可靠，目前已被批准用于前列腺癌、乳腺癌、结肠癌等的研究，但是其在非小细胞肺癌中的检测率相对较低。此外，研究发现循环肿瘤细胞会发生上皮 – 间质转化，部分 CTCs 会失去上皮特异性分子，使得以免疫学为基础的检测方法的准确性受到了挑战。

②基于物理学特性的检测方法

基于物理学特性的 CTCs 检测方法利用肿瘤细胞的物理学特性而不依赖于肿瘤细胞表面上皮分子相关抗原的表达。膜过滤法（isolation by size of epithelial tumor cells，ISET）是最常用的检测方法，其利用 CTCs 的直径常大于外周血细胞直径的特点，以孔径为 8 μm 的聚碳酸酯膜对外周血细胞进行过滤分离，可以捕捉到由于失去上皮特异性分子而未被检测到的 CTCs，但却难以分离得到较小的 CTCs 或去除直径较大的外周血细胞。有研究称，在可切除的非小细胞肺癌患者中，利用膜过滤法可以在 36% ～ 50% 的患者中检出 CTCs。而基于微珠（micro-beads）的 ISET 方法可以显著提高 CTCs 的捕获纯度，以 1 mL/min 的流速可以从全血样品中分离出高达 91% 的靶细胞。此外，其他基于物理学特性的检测方法，如密度梯度离心法、介电泳法等也被用于 CTCs 的检测。

③其他检测方法

72% ～ 83% 的非小细胞肺癌患者循环肿瘤细胞表面的叶酸受体过表达，而正常血液细胞表面一般不表达叶酸受体，因此叶酸受体是 CTCs 检测的理想靶点。Yu 等利用逆转录 RT-PCR 技术对肺癌患者外周血中叶酸受体阳性CTCs进行检测，发现其诊断肺癌的灵敏度为73.2%，特异度可达82.1%。近年来，随着检测技术的不断发展，新型的检测技术层出不穷。磁性纳米网络技术及利用插入人端粒酶启动子和绿色荧光蛋白基因的单纯疱疹病毒（oHSV1-hTERT-GFP）作为示踪手段来检测CTCs的方法在敏感性、可重复性和稳定性方面均值得肯定。

8. 循环肿瘤 DNA

（1）概述

1948年Mandel首次报道了人类血液中存在游离DNA，而1977年Leon发现肿瘤患者血液中游离DNA的水平显著高于健康人。近年来随着基因检测技术的快速发展，循环肿瘤DNA作为一种潜在的肺癌生物标志物得到了广泛的关注。

循环游离DNA（circulating free DNA，cfDNA）是有核细胞通过坏死、凋亡或主动分泌过程释放进入血液循环的被降解的DNA片段，而来自于肿瘤细胞的循环游离DNA被称为循环肿瘤DNA。此外，还有研究认为循环肿瘤DNA来源于循环肿瘤细胞，但外周血中CTCs数量稀少，与ctDNA含量相差较为悬殊，因此这一观点仍然存在争议。ctDNA片段长度集中在180 bp到200 bp之间，为单链或双链DNA，半衰期在2小时左右。根据肿瘤患者的分期及肿瘤负荷的不同，循环肿瘤DNA占循环游离

DNA 的比例为 1% ～ 93%，被认为是目前获得癌症患者血液中分子肿瘤相关改变的诊断、预后及预测信息的最佳材料。

（2）检测方法

循环肿瘤 DNA 与循环游离 DNA 的本质区别在于两者都存在点突变、甲基化、序列重排、拷贝数差异、微卫星序列不稳定和杂合性缺失等正常细胞不具有的基因层面上的改变，这也是区分并检测 ctDNA 的理论基础。目前 ctDNA 的检测主要集中在基因突变及抑癌基因甲基化检测方面。

数字 PCR（digital PCR）、荧光定量 PCR 等技术均可以对 ctDNA 进行定量检测。而基于小珠（Bead）、乳浊液（Emulsion）、扩增（Amplification）、磁性（Magnetic） 4 个主要组分构建的 BEAMing 技术能够检测出比例在 1∶10000 以下的基因突变，具有足够高的灵敏度。此外，二代测序（next-generation sequencing，NGS）技术可以在多个靶向基因组区域内同时进行测序，并且其周转时间相对较短，样品需求量较少，因此被越来越多地应用于 ctDNA 的检测。Xu 等利用二代测序技术对 42 例进展期非小细胞肺癌患者的肿瘤细胞 DNA 及循环肿瘤 DNA 进行对比，发现 *EGFR*、鼠类肉瘤病毒癌基因、*PIK3CA* 和肿瘤蛋白等肺癌驱动基因在肿瘤 DNA 及循环肿瘤 DNA 中的相似度可达 76%，说明二代测序技术在 ctDNA 的检测中具有良好的应用前景。此外，Newman 等提出了一种改良的二代测序方法，称为癌症深度测序个体化分析（CAPP-Seq），可以检测出 50% 的

Ⅰ期和 100% 的 Ⅱ期～Ⅳ期肺癌患者的基因突变，他们认为 CAPP-Seq 技术的检测效能并不低于肿瘤组织活检，并且能够准确测定肺癌患者的基因型。

抑癌基因甲基化的检测方法较多，包括高效液相色谱法、甲基化特异性 PCR（MSP）、定量甲基化特异性 PCR（QMSP）、甲基化敏感性高分辨率熔解技术等。但是，单一基因甲基化检测的灵敏度及特异度相对较低，且各研究之间差异较大。而随着高通量检测技术的突飞猛进，目前可以对多种基因同时进行甲基化检测，而多基因甲基化组成的检测模板可以大大提高肺癌检测的灵敏度及特异度，具有很好的临床应用潜力。Imran Nawaz 等从 38 种抑癌基因中筛选出 *HOXA9*、*TBX5*、*PITX2*、*CALCA*、*RASSF1A* 和 *DLEC1* 等 6 种灵敏度及特异度较高的抑癌基因，组成甲基化检测模板。利用多重甲基化特异性 PCR（MMSP）技术对该 6 种抑癌基因进行甲基化检测，发现单一基因甲基化检测非小细胞肺癌的灵敏度为 37%～87%，特异度为 86%～99%，而至少 2 种抑癌基因发生甲基化检测肺癌的灵敏度可达 87%，特异度为 94%，显著优于单一基因甲基化检测。然而目前抑癌基因甲基化检测研究众多，但研究样本量相对较小，检测样本类型及检测技术多样，各研究之间数据差异较大且目标基因少有重叠，因此，ctDNA 甲基化检测技术需要进一步标准化和规范化。

9. 其他生物标志物

（1）循环肿瘤 RNA

循环肿瘤 RNA，主要是指循环 mRNA 及循环非编码 RNA（non-coding RNA，ncRNA），如微小 RNA（miRNA）、长链 ncRNA 等。目前，miRNA 研究较为广泛。1993 年 Lee 等首次在秀丽新小杆线虫中发现 miRNA 家族的第一个成员。miRNA 是真核生物中一类内源性的具有调控功能的非编码 RNA，长为 20 ~ 25 个核苷酸。人类超过半数 miRNA 位于与肿瘤相关的基因区域或脆性位点，通过介导转录后沉默子阻遏蛋白表达从而在肺癌发生发展过程中发挥着重要作用。RT-PCR 技术是 miRNA 最常用也是应用最广泛的检测方法。而随着检测技术的不断进步，指数扩增反应（exponential amplification reaction，EXPAR）、滚环扩增技术（rolling circle amplification，RCA）、辅助酶目标核酸分子再循环策略（enzyme-assisted target recycling，EATR）等新型检测技术在 miRNA 检测上的表现也十分突出。

miRNA 在血液中稳定存在且易检测，还具有组织或生物特异性表达等优势，是一种潜在的肺癌生物标志物。研究表明，对非小细胞肺癌及健康人的 miRNA 表达谱进行比较，可以有效地区分非小细胞肺癌患者及健康人。有研究表明，由 34 种 miRNA 组成的检测模板可以鉴别出无症状高危人群中的早期 NSCLC 患者，准确性高达 80%。而一项 Meta 分析显示，miRNAs 检测诊断早期肺癌的敏感度、特异度及曲线下面积（AUC）分别为 0.81、0.82、0.88，这提示 miRNA 检测有望成为一种有效的肺癌早期诊断方法。

（2）外泌体

1983 年，外泌体首次于绵羊网织红细胞中被发现，1987 年 Johnstone 将其命名为"exosome"。外泌体是一种在生理或病理状态下，细胞释放的具有脂质双层膜结构的小囊泡，直径为 30 ～ 100 nm，存在于血浆、唾液、胸腔积液等多种体液中，在肿瘤进展、血管生成、免疫逃避等过程中都发挥着重要作用。其内含有大量细胞来源的分子如 miRNA、DNA 和蛋白质等，并且被脂质双层膜所包裹，结构相对稳定。对肿瘤性外泌体及其内容物的检测分析可以得到肿瘤细胞的相关信息，在肺癌中具有广阔的应用前景。目前许多技术已经被开发用于外泌体的检测，如 Western blot、RT-PCR、核酸测序、ELISA 等，然而外泌体检测技术尚不完善，需进一步研究。

Munagala 等在对复发肺癌小鼠模型的研究中发现，复发肺癌小鼠肿瘤细胞中 miRNA-21 和 miRNA-155 水平相较于原发肺癌小鼠明显上调，而这两种 miRNA 在复发肺癌小鼠外泌体中的含量也有所增加。而 Huang HS 等分离出了 NSCLC 患者和肺部慢性炎症患者的外泌体，并对其进行蛋白分析比较，发现 80% 的 NSCLC 患者的外泌体表面可以检测到 *EGFR*，而肺部慢性炎症患者的检出率仅为 2%。这提示外泌体有望成为肺癌的一种血液生物标志物。

（3）分泌蛋白质组

分泌蛋白质组这一概念最早由 Tjalsma 等于 2000 年在对枯草杆菌分泌蛋白的研究中提出。分泌蛋白质包括细胞因子、趋化因子、激素、消化酶、抗体、胞外蛋白酶和毒素等功能各异的蛋白质，在细胞转移、分化、增殖和免疫应答等多种生物学进程中发挥着重要作用。近年来有研究表明，肿瘤细胞分泌蛋白是筛选肿瘤生物标志物的重要来源。但目前有关肺癌分泌蛋白质组的研究相对较少，其在肺癌中的应用价值需要进一步研究证实。

（4）肿瘤相关循环微粒

肿瘤相关循环微粒（tumor-associated circulating microparticles，taMPs）是指在肿瘤细胞活化过程中或肿瘤细胞凋亡早期从肿瘤细胞内向外排放到外周血液循环的有细胞膜包裹的小体，直径为 100 ～ 1000 nm。微粒与外泌体最大的不同之处在于微粒含有其所来源细胞的表面标志物而外泌体不含有。有研究发现肿瘤患者外周血液循环中 EpCAM（＋）、CD147（＋）的 taMPs 显著升高，认为 EpCAM（＋）、CD147（＋）双阳性的 taMPs 可作为一种新的血液肿瘤标志物。因此 taMPs 有望成为一种新型的肺癌生物标志物，但仍需进一步研究。

10. 液体活检在肺癌中的应用

（1）早期诊断

肺癌的早期诊断是提高肺癌患者生存的关键因素，但是目前临床上缺乏有效的早期诊断方法。Chen YY 等对不同分期的肺癌患者进行 CTCs 检测，发现其诊断肺癌的灵敏度为 84%，而在早期肺癌患者中 CTCs 的检出率可达 57.1%，表明 CTCs 在早期肺癌患者中具有较高的检出率，为肺癌早期诊断提供了一种新的思路。Ilie 等人利用膜过滤法对 168 例慢性阻塞性肺疾病患者外周血中 CTCs 进行检测，最终在 5 例慢性阻塞性肺疾病患者外周血中检出了 CTCs。该 5 例患者在随后随访的 1 ～ 4 年里由胸部 CT 扫描检测出肺部结节，且术后病理均提示为 I A 期肺癌。该研究表明，外周血 CTCs 检测较胸部 CT 可更早地检出早期肺癌，有望成为一种有效、简便的肺癌早期诊断方法。

循环肿瘤 DNA 在肺癌早期诊断中也具有重要意义。有学者对非小细胞肺癌患者、呼吸道炎性疾病患者和健康志愿者外周血中 cfDNA 含量进行对比，发现 NSCLC 患者血浆中 cfDNA 含量远高于其他两者，表明其具有作为肺癌早期诊断生物标志物的潜力。此外，大量研究表明，*SHOX2*、*RASSF1*、*p16* 等抑癌基因甲基化与肺癌早期诊断密切相关，并且在外周血、支气管肺泡灌洗液、痰液等样本中均具有较高的检出率，在肺癌早期诊断中具有广阔的应用前景，且随着高通量检测技术的发展，可实现多种基因甲基化检测，而多种基因组成的甲基化检测模板可大大提高肺癌诊断的灵敏度及特异度。Alicia Hulbert 等人对 150 例 Ⅰ期～ⅡA 期肺癌患者及 60 例非肿瘤患者血浆样本中的 *SOX17*、*TAC1*、*HOXA7*、*CDO1*、*HOXA9* 和 *ZFP42* 等 6 种基因进行甲基化分析。筛选出灵敏度及特异度较高的 *CDO1*、*TAC1* 和 *SOX17* 等 3 种基因，发现其检测肺癌的灵敏度分别为 65%、76% 和 73%，特异度分别为 74%、78% 和 84%。而 3 种基因联合检测检出肺癌的灵敏度为 86%，特异度为 78%，优于单一基因甲基化检测。

（2）预后判断

外周血中循环肿瘤细胞数量可以作为非小细胞肺癌患者的独立预后因素。Zhang Z 等利用 Cyttel 法对 46 例非小细胞肺癌患者外周血中的 CTCs 进行检测，发现起始 CTCs ≥ 8 个的患者 OS 为 9.0 个月，而小于 8 个的患者 OS 则为 21.3 个月，起始 CTCs 数量较高提示非小细胞肺癌患者的不良预后。也有研究表明，在术前利用 CellSearch 法和 ISET 法对非小细胞肺癌患者进行 CTCs 检测，CTCs 阳性患者的无疾病生存期（disease-free survival，DFS）要差于 CTCs 阴性患者。

Karachaliou N 等对 97 例晚期非小细胞肺癌患者外周血中 cf DNA 的 *EGFR* 突变情况进行检测，结果表明 *EGFR L858R*（+）患者生存时间较外周血 *EGFR L858R*（-）患者的生存时间显著缩短，这提示对晚期非小细胞肺癌患者外周血中 cf DNA 的 *EGFR*

基因突变情况进行检测，可以预测预后。此外，众多研究已经证实，*SHOX2*、*RASSF1A*、*P16* 等抑癌基因甲基化与肺癌患者预后密切相关，而涉及多种抑癌基因的研究表明，发生甲基化的抑癌基因数目可提示肺癌患者的预后。Sandoval 等人发现，在 5 种与肺癌预后相关的抑癌基因中，2 ～ 5 个抑癌基因启动子高甲基化患者的预后要显著差于 0 ～ 1 个抑癌基因启动子高甲基化的肺癌患者。

（3）靶向治疗

目前，以肺癌驱动基因为靶点的肺癌个体化分子靶向治疗蓬勃发展，分子靶向药物得到了广泛应用。通过对外周血中循环肿瘤细胞进行基因学分析，可以检测出驱动基因的突变情况，从而指导肺癌的个体化靶向治疗。Marchetti 等对 37 例具有 *EGFR* 突变的进展期非小细胞肺癌患者进行 CTCs 检测，发现 CTCs 可以检测出 84% 的 *EGFR* 突变，与组织活检具有较好的一致性。此外，在 ctDNA 中检测到的 *EGFR* 突变情况与切除的肿瘤组织中突变情况也有较高的符合率。

在分子靶向治疗过程中很容易发生耐药，而当肺癌患者病情发生进展时，需要重复进行组织活检以了解患者的即时信息，而这在临床上很难实施。而液体活检具有可重复性的特点，可及时评估靶向治疗的耐药情况。Sundaresan 等对经过吉非替尼或厄洛替尼治疗发生进展的具有 *EGFR* 突变的晚期非小细胞肺癌患者进行研究，发现在 28 例能获得足够 CTCs 的患者中，有 14 例患

者可以检测出 *T790 m* 突变，与肿瘤组织中 *T790 m* 突变的一致率可达到 74%。这提示 CTCs 检测可以及时、准确地提供耐药肺癌患者的基因突变情况。此外，通过检测接受靶向治疗的非小细胞肺癌患者的外周血中的循环肿瘤 DNA 可以发现，在一半以上出现耐药的肺癌患者外周血的 ctDNA 中可以检测到 *EGFR-T790 m* 突变，而未经靶向治疗的肺癌患者外周血中的 ctDNA 中则没有 *EGFR-T790 m* 突变。这说明 ctDNA 能比较准确地反映非小细胞肺癌患者对靶向治疗的耐药情况。同时，ctDNA 中 *EGFR-T790 m* 突变的浓度变化还可以用于判断患者耐药强度的变化情况。

（4）化疗疗效评估

大量研究表明对外周血中循环肿瘤细胞进行检测可以评估化疗方案的可行性及化疗效果。Gorges 等利用 CellCollector 方法对 50 例肺癌患者外周血中的 CTCs 进行检测，并对比含铂类双药化疗前及化疗 12 周后外周血中循环肿瘤细胞的数量，发现完全缓解（complete response，CR）或部分缓解（partical response，PR）的肺癌患者 CTCs 数量平均下降 8.25 个，稳定（stable disease，SD）患者无变化，而病情进展（progressive disease，PD）患者 CTCs 数量平均增加了 4.5 个。可见肺癌患者外周血中 CTCs 数量可以作为评估化疗疗效的有效指标。Mok T 等用 Cobas 方法检测 NSCLC 患者在起始和 GC ＋厄洛替尼方案治疗后血浆 *EGFR* 的突变情况，结果表明在化疗 3 周期后 *EGFR* 维持阳性和 *EGFR* 转阴患者的中位无进展生存期（progression-free survival，PFS）分别为 7.2 个月和 12.0 个月，这提示在治疗过程中对外周血 cfDNA 进行动态突变监测有助于判断化疗的治疗效果。而一项纳入 216 名肺癌患者的前瞻性研究发现，化疗 2 个周期后，*APC*、*RASSF1A* 基因甲基化的联合检测对化疗反应的正确预测率可达 82.4%，显著优于肿瘤标志物。抑癌基因甲基化联合检测可以在化疗初期即有效地反映出化疗效果，为个体化化疗方案提供早期准确依据，从而使化疗患者得到更好预后。

（5）小结

相对于组织活检，液体活检具有微创、简便、经济、快速、可重复等特点，且大量研究表明，液体活检在肺癌早期诊断、预后判断、靶向治疗、化疗疗效评估等方面发挥着重要的作用，具有广阔的应用前景。虽然目前液体活检检测技术繁多，但是分析前的处理及具体的分析步骤仍未得到标准化，是目前液体活检应用中急需解决的问题。此外，对于微小核糖核酸、外泌体、分泌蛋白组、肿瘤相关循环微粒等新兴生物标志物，需要进一步研究来验证其在肺癌中的应用潜力。

（刘　展）

参考文献

1. ROLFO C，CASTIGLIA M，HONG D，et al. Liquid biopsies in lung cancer：the new ambrosia of researchers. Biochim Biophys Acta，2014，1846（2）：539-546.

2. LIN M，CHEN J F，LU Y T，et al. Nanostructure embedded microchips for detection，isolation，and characterization of circulating tumor cells. Acc Chem Res，2014，47（10）：2941-2950.

3. KING M R，PHILLIPS K G，MITRUGNO A，et al. A physical sciences network characterization of circulating tumor cell aggregate transport. Am J Physiol Cell Physiol，2015，308（10）：792-802.

4. BARRIÈRE G，TARTARY M，RIGAUD M. Epithelial mesenchymal transition：a new insight into the detection of circulating tumor cells. ISRN Oncol，2012，2012：382010.

5. JOOSSE S A，HANNEMANN J，SPÖTTER J，et al. Changes in keratin expression during metastatic progression of breast cancer：impact on the detection of circulating tumor cells. Clin Cancer Res，2012，18（4）：993-1003.

6. LUKE J J，OXNARD G R，PAWELETZ C P，et al. Realizing the potential of plasma genotyping in an age of genotype-directed therapies. J Natl Cancer Inst，2014，106（8）：dju214.

7. WILLE M M，DIRKSEN A，ASHRAF H，et al. Results of the randomized danish lung cancer screening trial with focus on high-risk profiling. Am J Respir Crit Care Med，2016，193（5）：542-551.

8. VERONESI G. Lung cancer screening：the european perspective. Thorac Surg Clin，2015，25（2）：161-174.

9. ALLARD W J，TERA J M，MILLER M C，et al. Tumor cells circulate in the peripheral blood of all major carcinomas but not in healthy subjects or patients with nonmalignant diseases. Clin Cancer Res，2004，10（20）：6897-6904.

10. WONG M P. Circulating tumor cells as lung cancer biomarkers. J Thorac Dis, 2012, 4 (6): 631-634.

11. SUN N, LI X, WANG Z L, et al. High-purity capture of CTCs based on micro-beads enhanced isolation by size of epithelial tumor cells (ISET) Method. Biosens Bioelectron, 2018, 102: 157-163.

12. GASCOYNE P R, NOSHARI J, ANDERSON T J, et al. Isolation of Rare Cells From Cell Mixtures by Dielectrophoresis. Electrophoresis, 2009, 30 (8): 1388-1398.

13. YU Y, CHEN Z L, DONG J S, et al. Folate receptor-positive circulating tumor cells as a novel diagnostic biomarker in non-small cell lung cancer. Transl Oncol, 2013, 6 (6): 697-702.

14. LEE H, CHOI M, LIM J, et al. Magnetic nanowire networks for dual-isolation and detection of tumor-associated circulating biomarkers. Theranostics, 2018, 8 (2): 505-517.

15. GAO H J, LIU W J, YANG S X, et al. Detection of circulating tumor cells using ohsv1-htert-gfp in lung cancer. Thorac Cancer, 2018, 9 (1): 44-50.

16. LEON S A, SHAPIRO B, SKLAROFF D M, et al. Free DNA in the serum of cancer patients and the effect of therapy. Cancer Res, 1977, 37 (3): 646-650.

17. ILIE M, HOFMAN V, LONG-MIRA E, et al. Current challenges for detection of circulating tumor cells and cell-free circulating nucleic acids, and their characterization in non-small cell lung carcinoma patients. what is the best blood substrate for personalized medicine? Ann Transl Med, 2014, 2 (11): 107.

18. JAHR S, HENTZE H, ENGLISCH S, et al. DNA fragments in the blood

plasma of cancer patients: quantitations and evidence for their origin from apoptotic and necrotic cells. Cancer Res, 2001, 61 (4): 1659-1665.

19. SORENSON G D, PRIBISH D M, VALONE F H, et al. Soluble normal and mutated DNA sequences from single-copy genes in human blood. Cancer Epidemiol Biomarkers Prev, 1994, 3 (1): 67-71.

20. DIEHL F, SCHMIDT K, CHOTI M A, et al. Circulating MUTANT DNA to assess tumor dynamics. Nat Med, 2008, 14 (9): 985-990.

21. BETTEGOWDA C, SAUSEN M, LEARY R J, et al. Detection of circulating tumor DNA in early- and late-stage human malignancies. Sci Transl Med, 2014, 6 (224): 224ra24.

22. XU S, LOU F, WU Y, et al. Circulating tumor DNA identified by targeted sequencing in advanced-stage non-small cell lung cancer patients. Cancer Lett, 2016, 370 (2): 324-331.

23. NEWMAN A M, BRATMAN S V, TO J, et al. An ultrasensitive method for quantitating circulating tumor dna with broad patient coverage. Nat Med, 2014, 20 (5): 548-554.

24. NAWAZ I, QIU X, WU H, et al. Development of a multiplex methylation specific PCR suitable for early detection of non-small cell lung cancer. Epigenetics, 2014, 9 (8): 1138-1148.

25. HOU J P, MENG F, CHAN L W C, et al. Circulating plasma microRNAs as diagnostic markers for NSCLC. Front Genet, 2016, 7: 193.

26. LIN P Y, YANG P C. Circulating miRNA signature for early diagnosis of lung cancer. EMBO Mol Med, 2011, 3 (8): 436-437.

中国医学临床百家

27. YANG Y, HU Z X, ZHOU Y C, et al. The clinical use of circulating microRNAs as non-invasive diagnostic biomarkers for lung cancers. Oncotarget, 2017, 8 (52): 90197-90214.

28. TAVERNA S, GIALLOMBARDO M, GIL-BAZO I, et al. Exosomes isolation and characterization in serum is feasible in non- small cell lung cancer patients: critical analysis of evidence and potential role in clinical practice. Oncotarget, 2016, 7 (19): 28748-28760.

29. MUNAGALA R, AQIL F, GUPTA R C. Exosomal miRNAs as biomarkers of recurrent lung cancer. Tumour Biol, 2016, 37 (8): 10703-10714.

30. HUANG S H, LI Y, ZHANG J, et al. Epidermal growth factor receptor-containing exosomes induce tumor-specific regulatory t cells. Cancer Invest, 2013, 31 (5): 330-335.

31. WILLMS A, MÜLLER C, JULICH H, et al. Tumour-associated circulating microparticles: a novel liquid biopsy tool for screening and therapy monitoring of colorectal carcinoma and other epithelial neoplasia. Oncotarget, 2016, 7 (21): 30867-30875.

32. CHEN Y Y, XU G B. Erratum To: Effect of circulating tumor cells combined with negative enrichment and CD45-fish identification in diagnosis, therapy monitoring and prognosis of primary lung cancer. Med Oncol, 2015, 32 (7): 190.

33. ILIE M, HOFMAN V, LONG-MIRA E, et al. "Sentinel" circulating tumor cells allow early diagnosis of lung cancer in patients with chronic obstructive pulmonary disease. PLoS One, 2014, 9 (10): e111597.

34. SZPECHCINSKI A, CHOROSTOWSKA-WYNIMKO J, STRUNIAWSKI

R, et al. Cell-free DNA levels in plasma of patients with non-small- cell lung cancer and inflammatory lung disease. Br J Cancer, 2015, 113（3）: 476-483.

35. HULBERT A, JUSUE-TORRES I, STARK A, et al. Early detection of lung cancer using DNA promoter hypermethylation in plasma and sputum. Clin Cancer Res, 2017, 23（8）: 1998-2005.

36. ZHANG Z X, XIAO Y, ZHAO J, et al. Relationship between circulating tumour cell count and prognosis following chemotherapy in patients with advanced non-small-cell lung cancer. Respirology, 2016, 21（3）: 519-525.

37. HOFMAN V, ILIE M I, LONG E, et al. Detection of circulating tumor cells as a prognostic factor in patients undergoing radical surgery for non-small-cell lung carcinoma: comparison of the efficacy of the cellsearch assay ™ and the isolation by size of epithelial tumor cell method. Int J Cancer, 2011, 129（7）: 1651-1660.

38. KARACHALIOU N, MAYO-DE LAS CASAS C, QUERALT C, et al. Association of EGFR L858R mutation in circulating free DNA with survival in the eurtac trial. JAMA Oncol, 2015, 1（2）: 149-157.

39. SANDOVAL J, MENDEZ-GONZALEZ J, NADAL E, et al. A prognostic DNA methylation signature for stage i non-small-cell lung cancer. J Clin Oncol, 2013, 31（32）: 4140-4147.

40. MARCHETTI A, GRAMMASTRO M D, FELICIONI L, et al. Assessment of EGFR mutations in circulating tumor cell preparations from NSCLC patients by next generation sequencing: toward a real- time liquid biopsy for treatment. PLoS One, 2014, 9（8）: e103883.

41. SUNDARESAN T K, SEQUIST L V, HEYMACH J V, et al. Detection of

T790 m, the acquired resistance EGFR mutation, by tumor biopsy versus noninvasive blood-based analyses. Clin Cancer Res, 2016, 22 (5): 1103-1110.

42. KUANG Y, ROGERS A, YEAP B Y, et al. Noninvasive detection of EGFR T790 m in gefitinib or erlotinib resistant non-small cell lung cancer. Clin Cancer Res, 2009, 15 (8): 2630-2636.

43. TANIGUCHI K, UCHIDA J, NISHINO K, et al. Quantitative detection of EGFR mutations in circulating tumor dna derived from lung adenocarcinomas. Clin Cancer Res, 2011, 17 (24): 7808-7815.

44. GORGES T M, PENKALLA N, SCHALK T, et al. Enumeration and molecular characterization of tumor cells in lung cancer patients using a novel in vivo device for capturing circulating tumor cells. Clin Cancer Res, 2016, 22 (9): 2197-2206.

45. MOK T, WU Y L, LEE J S, et al. Detection and dynamic changes of EGFR mutations from circulating tumor dna as a predictor of survival outcomes in NSCLC patients treated with first-line intercalated erlotinib and chemotherapy. Clin Cancer Res, 2015, 21 (14): 3196-3203.

46. WANG H, ZHANG B, CHEN D, et al. Real-time monitoring efficiency and toxicity of chemotherapy in patients with advanced lung cancer. Clin Epigenetics, 2015, 7: 119.

肺小结节的人工智能诊断及临床定位进展

11. 肺小结节的人工智能诊断

据国家癌症中心 2018 年 3 月的数据统计，我国肺癌发病率和死亡率分别达到 57.13/10 万人、45.80/10 万人。发病率分别居男性第 1 位，女性第 2 位。死亡率在男性和女性中均占第 1 位。肺癌发病率、死亡率高，危害严重，造成了极为沉重的疾病负担，已成为严重威胁人们生命健康的一类恶性肿瘤。

《2018 年中国卫生统计年鉴》的资料显示：约 75% 肺癌患者在中晚期才得以确诊。但此时癌症已出现局部或者远处转移，患者失去手术及治疗机会，平均生存期不足 1 年。

早期筛查、早期预警、早期诊断、早期治疗是提高肺癌患者生存率的最关键措施。据研究证实 I 期肺癌经手术切除后的 10

年预期生存率可达 88%。如果早期肺癌患者得到早诊断、早治疗，花费 5 万至 10 万元就能解决难题。可一旦到了晚期，花费 50 万到 60 万，也只能维持 1 ～ 2 年的生命。

目前，肺癌筛查基本策略是通过低剂量螺旋 CT（1 类证据）实施检测。越来越多的早期肺癌以肺小结节或肺磨玻璃影的形态出现。

肺小结节或 GGO 是在 CT 上发现的一种影像学表现。其实质是病变部位的肺组织含气成分减少，射线的衰减增加，尚未掩盖底层支气管结构及肺血管结构的模糊阴影。

由于受检测方法分辨率的影响，肺小结节诊断的精准度受到很大的制约和限制。在解剖层面上，无法提供肺小结节的大小、性质、异质性、多态性、分期等精准判断参数，也无法达到预后地准确判断，导致临床判断模糊，治疗策略不明晰，治疗不足或者治疗过度的现象普遍存在，严重制约了肺癌的个体化精准治疗和整体治疗水平的提高。全球在肺结节手术指征上仍然缺乏统一标准。

（1）肺结节直径大小

对比分析国际肺小结节指南（Fleischner Society 2017、NCCN 2019、ACCP 2013、肺结节评估亚洲共识 2016）和国内指南关于肺实性结节、部分实性结节随访策略的异同，以及不同年份随访策略的变化，认为观察是肺小结节最重要的手段，8 mm 可以作为手术干预的重要节点。而日本放射学会推荐的标准是

15 mm。然而实际临床工作中并非如此，2019 年美国 AATS 会议上同行临床工作中的主流推荐是 30 mm。而在中国大陆大部分医生为避免漏诊、误诊，8 mm 以下早已不再是切除的最小标准，4 ～ 7 mm 的肺结节进行手术切除已成为常态。肺组织切除范围过大、术后呼吸功能受限、生活质量下降等问题是目前存在争议的焦点。

（2）肺小结节的性质及分期

研究发现，影像诊断医师对肺结节诊断的敏感性平均为 51.0%，同时，患者由于内心恐惧、过分焦虑，为监测肺结节发展情况，频繁复查 CT，以致于过度暴露于放射性射线。

国外情况：由于肺结节性质及分期的不确定性，对于第一次发现的纯磨玻璃结节，不需要做任何治疗。患者唯一要做的就是定期随访。第一次发现后，3 ～ 6 个月复查 1 次，如果没有变化，1 ～ 2 年再复查。随访过程中如果结节长大，或者其中的实密成分增加，才有可能需要治疗。

国内情况：相应规范性的标准和指南相对缺乏。基于上述情况，贸然手术不仅使患者要承受手术的风险和痛苦，手术之后的生活质量也会明显下降，切除的肺叶或肺段，至少会损失 20% ～ 30% 的肺功能。目前，肺结节手术切除后的良性比例为 18% ～ 60%，被误诊为肺癌的概率接近 30%，这是行业内需要反省和警醒的。

诊疗决策方面的风险和效益之比，一直以来困扰着所有临床医生。很多学者尝试对肺小节结性质和分期及肺切除范围进行研究，但这需要很长时间的临床实验，尤其是前瞻性的随机对照实验，目前还未形成行业规范和临床指南，难以被广泛推广。

1946 年，Pierre Denoix 从解剖的角度提出了传统的肺癌肿瘤、淋巴结、转移分期系统（TNM），被国际抗癌联盟（Union for International Cancer Control，UICC）和美国癌症联合委员会（American Joint Committeeon Cancer，AJCC）分别在 1953 年和 1973 年同意并采纳。1997 年 TNM 期开始成为国际上统一的标准，数次修订后，2009 年颁布的第 7 版肺癌 TNM 分期距今已经有十多年。其局限性在于分期仍局限在解剖学基础上，对于存在多态性、异质性和复杂性的肺癌而言，其在预后判断上仅能提供较为单一的参数，尤其是在诊疗决策方面存在公认的缺陷。目前，肺癌的预后较以往虽有一定程度的改善，但总体生存仍不理想，主要瓶颈在于我们对肺癌的个体差异、各种生物学和分子特征的了解还不彻底，不能获得精准的诊断和分期，无法达到预后的准确判断，导致临床判断模糊、治疗策略不明晰、治疗不足或者治疗过度的现象普遍存在，严重制约了肺癌的个体化精准治疗和整体治疗水平的提高。

（3）肺小结节新技术诊断

分子生物学技术、人工智能神经网络技术及计算机辅助诊断系统在医学领域中的应用，对肺癌的诊断和分期起到了突破作用。随着人工智能＋医学影像的发展，这个最被业界看好的 AI

领域技术，与我们生活的距离也越来越近。

肺癌早期人工智能辅助定性诊断技术，被誉为继青霉素发明之后近 100 年来最重要的突破性技术应用，其综合临床、影像学、病理学、分子生物学多维度、多层次的信息，进行有序的科学综合梳理，建立了肺部小结节的早期诊断模型。其预期的优势在于：其一，能够增强医生分析和处理数据的能力，能够快速分析海量历史数据。其二，能够增强医生对患者个性化治疗的能力。具体表现为在传统的 TNM 分期基础上，进一步对患者进行分层，为肺癌患者的预后和治疗提供更有力的证据，也为基因治疗打下基础。在诊治大量早期肺癌患者的过程中，发现新的诊断分期系统具有诊断敏感性、特异性、安全性高的优势特点，突破了传统诊断和分期方法的难点和瓶颈，有望建立客观反映患者现状、预后的分期系统，进行准确地临床、病理及分子分期，以使患者得到充分地个体化治疗和精准切除，有效地避免治疗不足或过度带来的危害，达到了使新时期肺癌治疗的整体水平有质的提高的目的。

但是，现实中 AI 产品的检测对象具有一定的特异性，检测到的肺部病变都是因为肺部结节出现了分叶或者小毛刺。而对于更为细小的病变如没有毛刺的小肺癌、紧贴血管的小结节，AI 产品则毫无用武之地。笔者曾经遇到过不少拿着 AI 生成的肺部影像报告来寻求帮助的患者，因为显示肺部出现了阴影而担心自己是不是患上了肺结节。其实这些看似可怕的阴影其实只是一些增殖灶，并不存在什么实质性的危险。这只是机体对于病变的一种修复形式，相当于外伤留下的瘢痕，不会带来直接损伤，更不会产生癌变。这意味着这些 AI 报告带来的所谓"高精度"是可疑的，并没有提供临床所需的有价值的影像学依据，反倒使整个诊断效能降低了。

目前人工智能面临的瓶颈是，在理论上通常的经验是由个性到共性，具体应用的时候又是从共性再到个性的过程，但是这个过程往往个性化不足、不到位。在建立诊断模型时常常会遇到正负样本不均衡；方法可解释性不强，需要结合医生的一些经验做一些特征工程提取更多有效信息；各个医院使用的仪器不同、成像信息有差异、诊断模型只能定制等问题。这说明医学人工智能的发展存在研究与临床脱节的问题。如何改善其中存在的问题？做好人机结合很重要，只有当 AI 产品符合实际的临床需求，服务于临床，这些产品才有落地的空间与可能。

（4）肺小结节综合诊断

目前主要的研究团队重在影像学特征定量信息、形态学算法特征值，综合临床人口信息、血液肿瘤标志物指标及循环肿瘤DNA 信息，通过列线图和 LASSO 方法逐步筛选出权重高的变量，进而进行参数的优化与调整，最终与量化的分级病理学诊断特征信息进行对比和关联，初步构建出了肺小结节个体化精准诊断的模型。对肺小结节的良恶性诊断和恶性程度的分级进行了初步的探索，发现多模数学诊断模型在肺结节诊断方面存在较高的应用价值，获得初步的结果，并整合资深专家系统，将人工智能背后运算的"黑盒子"进行主动降维和可视化的处理，有助于进行诊断模型的推广和应用。

通过对新模型进行评分，将肺小结节分类由原来的纯磨玻璃影、混合性结节、实性结节单一评价系统进行修改，合理添加了其他维度的科学评价，从而进一步揭示其真实生物学行为，显著增强了临床医生快速分析和处理大量多维度数据的能力。同时，在评价模型预测的基础之上，实施个体化的治疗策略，具体包括：手术指征把握（立即手术、定期随访），手术切除范围（楔形切除、肺段切除、肺叶切除），淋巴结清扫程度（不清扫、淋巴结采样、系统性淋巴结清扫）及术后治疗策略（术后辅助化疗与否），并与术中快速冰冻病理结果、术后包含定量病理亚型信息的诊断金标准进行比对和验证。

12. 肺 GGO 定位方法的临床研究进展

目前，在肺小结节外科治疗中，定位问题也是热议问题之一。随着高分辨率影像 CT 的发展，"毫米"量值为单位的肺小结节检出率越来越多，但由于肺小结节体积小，密度低，在现实手术当中，极易受到视觉分辨率的限制及触摸灵敏度下降等因素的影响，肺小结节诊断的精准度受到很大的制约和限制，从而造成影像定位与手术定位失去正常的相应对合关系，导致术中出现肺小结节目标靶点识别障碍及目标定位难度加大等问题，尤其是直径在 9 mm 左右、存在手术指征的深部结节，术中目标完全丢失，临床判断模糊，治疗策略不明晰，增大了手术切除的范围，加重了肺功能损伤程度。

传统的肺小结节定位技术，多采用标记定位来达到解决手术方案的目的。通过染色剂（亚甲蓝）、医用钢丝（Hook-wire、Microcoil）或者医用胶等手段，增加医生视觉范围，提高了触觉上的灵敏度，缩小了局部手术切除区域，降低了手术失败率。但标记定位方法仅适用于浅层靶点，无法实施深部结节定位，尤其对存于肩胛骨、膈肌及纵隔等结构遮挡区域的肺小结节定位更具有局限性。

现将目前国内外关于肺小结节定位的方式总结如下。

肺癌是严重危害人类健康的一类恶性肿瘤，我国国家癌症中心 2015 年数据统计显示肺癌的发病率和致死率均位居第一。肺癌的流行病学较前发生了明显的变化，肺腺癌比例明显增多，约占总体的 50.3%（鳞癌占 32.7%）。磨玻璃样阴影是指在计算机断层扫描上发现的一种影像学表现，其实质是病变部位的肺组织含气成分减少，射线的衰减增加，尚未掩盖底层支气管结构及肺血管结构的模糊阴影。随着日益广泛的 CT 应用及 CT 成像分辨率不断提高，日常临床工作中遇到的肺部 GGO 越来越多。但其诊断和治疗仍是医学上的难点，直径 ≤ 3 cm 且持续存在的 GGO 往往是早期肺腺癌或者癌前病变，尽快取得准确的病理学诊断非常必要。

　　然而，无论是经胸部 CT 引导下穿刺、经电磁导航气管镜下活检还是 FDG-PET，对于肺部 GGO 诊断的价值都不大，尤其是对亚厘米结节（≤ 1cm）的性质的判断并不可靠，原因是这几种方法均存在较高的假阴性率。因此，对于影像学上可疑为肺癌的小结节而言，外科手术切除病灶是非常有必要的。只有手术才能够切除完整的病灶，获得充足的组织量，从而为精确地病理诊断、病理分期和分子分型奠定基础。目前在全世界范围内流行且普及的胸腔镜微创外科技术最为受限之处是不能直接用手指触摸探查，病灶越小、距离脏层胸膜越远，胸腔镜术中定位越困难，对于精确定位方法的需要和依赖程度也随之提高。肺结节定位技术历经多年探索，可以借助不同设备、手段和材料实现，现对可行的定位方法综述如下。

　　（1）术前定位方法（经皮肺穿刺）

　　术前定位通常是在 CT 引导下经皮肺穿刺实现。常用的定位材料包括染料（亚甲蓝、墨汁），造影剂（碘油、钡剂），放射性核素，金属材料（带钩金属丝、螺旋金属丝、微弹簧圈），硬化剂（医用胶、氰基丙烯酸酯）等。术中通过透视或核素探测仪找到定位材料及病灶。

　　1）经 CT 引导下肺穿刺注射染料、造影剂和放射性核素

　　①亚甲蓝　为最常用的染料，定位成功率为 87% ～ 96%。但存在以下不足：a. 满意的染色效果有着严格的时限要求，一般需要在 3 小时以内进行手术，时间太久亚甲蓝易晕染、弥散，注

射点将模糊不清，识别异常困难。b. 亚甲蓝染色不适用于矽肺或长期吸烟患者，因术中难以辨别颜色而可能被迫中转开胸。c. 注射亚甲蓝溶液的剂量范围为 0.3 ~ 0.9 mL（平均为 0.6 mL，通常建议的配方为 0.7 mL 亚甲蓝 +0.3 mL 非离子造影剂），不同体重、身高、病变大小的最佳的注射剂量仍缺乏相应的研究证实。d. 无法准确指示病变的深度。在 CT 证实穿刺针尖位于病变内部或者紧贴病变后，撤针时沿针道（包括肺组织、脏层胸膜、壁层胸膜）注射染色剂。在胸腔镜探查时蓝染最为明显的标记往往在脏层胸膜上（图 9），这对于表浅的病变而言楔形切除没有问题，但是对于位置较深的病变，如何确定拟切除蓝染肺组织内包含病变，仍有待解决。e. 存在严重过敏反应的隐患。

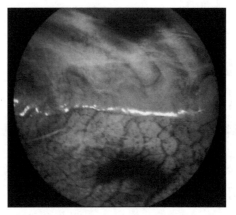

图 9 经皮穿刺注射亚甲蓝定位肺 GGO 后在胸腔镜下表现（彩图见彩插 1）

②碘剂 为较为理想的溶剂，相比钡剂及水溶性造影剂，Choi 认为碘油在体内存留时间长（3 个月内仍会有显影），晕染

的速度较慢，显影区域小，定位更精确，可用于距胸膜 3 cm 以内深部结节的定位，不用切除过多的正常肺组织。钡剂注射后可能会导致局部炎症，影响病理判断，而碘油则不影响术中冰冻病理检查结果。但是碘油不溶于水，若在注射过程中操作不慎，误入体循环系统将会存在栓塞的风险或导致严重的脑血管意外。同时，术中需要在透视下（图 10）探查处于侧卧体位患者的不张肺组织是非常耗费时间的，这会增加对患者和整个手术团队的不利影响风险。此外，这种造影剂也同样存在过敏的风险。

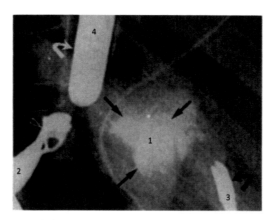

1.肺部结节经 CT 引导下注射碘油后显影；2.胸腔镜抓钳；3.腔镜切割闭合器；4.胸腔镜镜头。

图 10 胸腔镜手术时术中透视摄片

③放射性核素定位　在 CT 引导下将核素经皮穿刺注射到肺结节周围，术中通过伽马探测仪定位，然后对此区域行楔形切除。常用的放射性核素为锝（^{99}Tc）（图 11）。Mahvash、Galetta 和 Daniel 等分析了几种常用的肺结节定位方法，认为使用 ^{99}Tc 进行术前定位，由于其在肺内存留时间更长，不需协调 CT 室和

手术室，可从容安排手术。重要的是术中用切割闭合器夹住拟切割的肺组织后，在击发前可以使用 γ 探头再次确定病灶是否在切除范围内，并判断切缘和病变之间的距离是否足够。另外，在切除后探查胸腔内是否留存有残留的放射性核素可以反证是否完整切除了病变，这种方法不影响术中冰冻病理。Wang 在采用 ^{99}Tc 进行定位的同时加上亚甲蓝的颜色，提示在一定程度上增加了定位成功率，缩短了手术时间。Grogan 和 Bellomi 则在采用 ^{99}Tc 定位时混合碘油造影剂，达到通过造影剂的显影区域提示结节的相对位置及结节所在肺段的解剖区域的目的，从而辅助定位并指导切除范围。如将 ^{99}Tc 的溶剂由小颗粒白蛋白改良为大颗粒凝聚白蛋白（^{99}Tc-MAA），注射剂量由 0.2 mL 增加到 0.4 mL，核素在肺组织内留存的时间可延长至 18 小时，使手术安排更加从容。Ambrogi 分析相对于带钩金属丝及螺旋金属丝的气胸发生率（20%～32%）和注射亚甲蓝的气胸发生率（25%～33%），放射性核素进行标记的气胸发生率更小（5%～10%）。穿刺相关的肺内出血发生率很罕见，并且不存在金属丝脱落、移位的问题。注射核素的缺点之一是在病变周围存在大泡时，注射后可能会导致放射性核素弥散分布在大泡内，导致靶区移位或扩大，降低了定位精确性。对于伴有肺气肿的患者来说，使用这种技术时可能需要小开胸再次确认病变是否在放射性聚集区域内。另一个缺点是核素外溢的问题，这可能会导致放射本底增高，影响定位的准确性。第三个缺点为手术中放射性核素探测棒是直的，对位于后胸壁、膈肌和脊柱旁的病变来说探测起来存在不小的困难。Grogan 分析 81 例患者中有 4 例由于核素外溢而导致定位失败，中转开胸，建议在穿刺定位完成后再次扫描确认靶区呈高摄取，一旦确认存在外溢，需要再次穿刺注射核素定位，同时在手术开始时用生理盐水仔细冲洗胸腔以降低本底。放射性核素定位是目前较好的肺结节定位法，这种方法虽然定位成功率高，并发症相对少，但对设备要求高，价格昂贵，放射剂量需要严格监测同时应配备相应的防护措施。另外，需依赖放射科的时间安排，并需要较多的时间投入，放射科与胸外科医生需要共同探讨穿刺的路径和角度，从而为良好的定位和顺利的手术奠定基础。

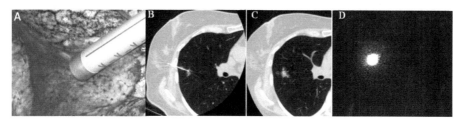

A. 胸腔镜手术时放射性核素探头；B. CT 引导下穿刺定位；C. 注射含有造影剂和放射性核素；
D. ECT 扫描确认病变区域呈高摄取。

图 11 放射性核素定位（彩图见彩插 2）

2）金属丝

① 带钩金属丝（Hook-wire）头端呈钩状，用以锚定在肺实质内，在 CT 引导下经皮穿刺将其释放到病灶处或近邻病灶（图 12），体外钢丝留置覆盖或者剪断固定，立即送患者进入手

术室手术。不同研究报告该定位方法的成功率为 58%～100%。国外学者并不看好带钩钢丝定位法的主要原因是带钩钢丝要穿过并留在患者的胸壁和肺组织内，易脱落和移位，影响胸腔镜手术的成功率。同时，金属丝尾端留在胸壁的原本目的是让脏层胸膜与壁层胸膜贴近，减少脱落的概率。但事实是这种固定方法在患者呼吸、活动过程中增加了对肺组织的摩擦和损伤。而且，一旦出现气胸，肺组织塌陷，留在胸壁的带钩金属丝会进一步撕裂肺组织，导致肺出血，金属丝脱落，定位失败。金属丝尖端至脏层胸膜的距离过短是脱位的独立危险因素。Hook-wire 一旦脱落势必要撕裂部分胸膜和肺组织，造成本应避免的损伤。Hook-wire 技术常见的并发症是气胸、肺内出血、气体栓塞、疼痛、增加转移和种植的风险。气体栓塞尽管罕见，却可造成严重后果。Yoshida 总结了 CT 引导下定位造成气栓并发症的 6 例患者，其中 5 例是由 Hook-wire 定位造成的。另外，Hook-wire 的不足之处在于定位后患者活动受到了限制，需要协调手术室在短时间内进行手术，以减少并发症的发生率。为了减少并发症发生率，Dendo 和 Pittet 对 Hook-wire 进行了改良，将其预留在胸壁的坚硬部分更换为柔软的丝线，这样定位的带钩金属丝就能够在患者呼吸、活动时做相应的滑动，从而减少对肺组织的撕裂。但是无论怎么改进，由于 Hook-wire 定位后的金属丝的走行是既定的，胸腔镜手术局部切除时切割闭合器需要平行于金属丝方向，如果病变位置靠近胸壁，按照导丝方向进行楔形切除是比较容易的。

但如果病变的位置在肺尖部、纵隔面或者是膈面，导丝需要经过很多正常的肺实质才能到达病变位置，这种定位的走行会对术中楔形切除造成很大的干扰，迫使外科医生放弃最佳的切除方向和路径，而为了迁就穿刺的路径牺牲了本不应该切除的肺组织，损伤患者的术后肺功能。Bellomi 认为坚硬的钩状导丝如果在牵拉过程中用力过大，会对原本就很小的标本造成切割，改变局部形态，影响冰冻病理结果。

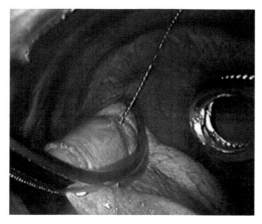

图 12　胸腔镜手术时带钩金属丝定位效果（彩图见彩插 3）

②螺旋金属丝（Spiral-wire）　　将 Hook-wire 的尖端改进为螺旋状。Hirschburger 认为相对于 Hook-wire，Spiral-wire 定位后的稳定性更强。另外，Eichfeld 分析 Spiral-wire 由于锚定能力比较强，术中可以把结节牵向胸壁，从而有利于切割缝合器的放置。但 Spiral-wire 同样需要患者的严格配合，手术在定位后有着相对严格的时限性，理论上穿刺过程中对病变造成激惹，存在种

植转移的可能性（图 13）。

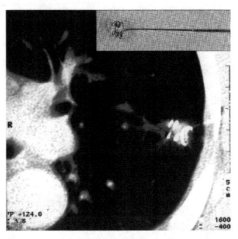

图 13 CT 引导下用螺旋金属丝定位肺部 GGO

③微弹簧圈（microcoil） 原本是用于血管内栓塞的铂金微弹簧圈（图 14）。Asamura 介绍在 CT 引导下将微弹簧圈释放于肺内病变处，该方法的最大优势是不受病变深度的影响，避免了因触及不到病变而中转开胸的情况，而且可以通过术中透视证实病变的位置和确保有足够的切缘后再行切除。Lizza 应用该方法，证实定位成功率为 100%。2004 年，Powell 采用长 80 mm、直径0.457 mm 的微弹簧圈，先将一端释放在结节 10 mm 范围以内，另一端释放在脏层胸膜表面，这样术中定位就更容易更精确了。结合术中透视再次印证，可以准确判断切除范围，结节周围定位的成功率达 91.7%，脏层胸膜定位成功率为 75%，并指出该种微弹簧圈表面"粗糙"的涂层可以诱导凝血，增加与肺实质之间的黏合力，从而增加定位牢固的效果。另外，螺旋形状及表面的纤

维涂层本身就可以减少栓塞的发生率。技术上需要注意的是在置入胸腔镜、准备使患侧肺组织萎陷前，要小心确认释放在脏层胸膜表面的一端是否在胸壁内。如果在，胸壁内的一端会在肺组织萎陷时牵拉肺实质内的另一端，造成定位弹簧圈移位、脱落，定位失败。与 Hook-wire 相比较，Mayo 和 Hong 认为穿刺释放弹簧圈定位所造成的并发症相对较少，不易脱位，并可长时间留置于患者体内，因而可从容安排手术。

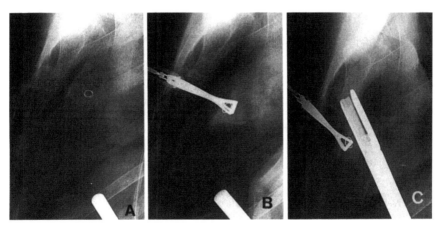

A. 胸腔镜术中透视发现术前在 CT 引导下定位的微弹簧圈；B. 胸腔镜肺钳夹住用微弹簧圈定位后的病变；C. 应用胸腔镜切割闭合器切除病灶。

图 14　微弹簧圈

总之，各种金属丝均属于异物，最大的问题是可能在定位后脱落导致腔镜手术失败而中转开胸，以及在穿刺过程中跨裂造成不必要的副损伤。

3）硬化剂

①医用胶 - 组织黏合剂（Histoacryl®）　被 Yoshida 在 1999

年应用于定位外周型肺小结节（图15）。这种组织黏合剂是氰基丙烯酸酯（cyanoacrylate），遇血后会立即变硬，遇蒸馏水后200秒变硬，在套管中用蒸馏水可以顺利地将胶注入目标区域，而不在套管内壁残留，堵塞鞘管，通常应用于内镜下治疗血管疾病的栓塞。Yoshida将组织黏合剂染成蓝色，在距离肺部结节最近的位置用针刺破脏层胸膜后立即注射0.1～0.2 mL，而后撤针。胸腔镜探查时可以明确看到蓝染的结节，范围为1.0～1.5 cm，用胸腔镜器械探查时也能明确感知标记处有足够的硬度。定位成功后用胸腔镜切除的比率为7/9（77.8%）。然而，硬化剂也同样存在不足之处：切除标本中的病变和所标记的硬结距离很近，这使得术中冰冻病理切片受到限制。冰冻切片机不能直接同时对硬结和病变进行切割，为了避免硬结对冰冻切片机刀片的干扰，会从各个角度尝试切割标本，这会造成冰冻病理等待时间明显延长，而且有些患者会因切片制作不满意而失去获得冰冻病理检查的机会。另外，体外实验证实2-羟基氰基丙烯酸酯的降解产物包括甲醛和羟基氰乙酸酯，虽然据报道这些成分对人体的重要器官无害，但是由于具有强刺激性味道，往往会诱发患者剧烈咳嗽。位于组织黏合剂周边的肺组织由于化学反应，会出现明显的病理改变，比如炎症、坏死和出血。这些邻近病灶的病理改变对于判断结节本身的性质和病变的范围可能会带来不小的困难。因此，建议注射点不应距离靶结节太近，选择病例时结节位置不应太深，定位后到手术切除之间的时间间隔不应该过长。最后应注意的是重要器官的栓塞问题，Ramond 和其他作者报道内镜下用硬化剂治疗食管胃底静脉曲张时有脑血管栓塞的情况。因此，在穿刺针达到预设位置后，注射之前一定要回抽，在证实没有血液后才可以注射医用胶进行定位。

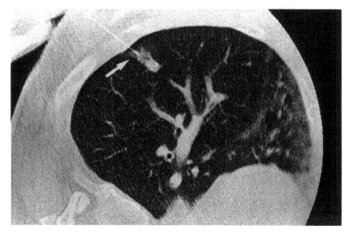

图 15 CT 引导下应用医用组织胶进行肺 GGO 定位

②琼脂（agar）　在同年被 Tsuchida 应用于定位肺 GGO，以期将本不能触及的结节的"可感知性"提高。琼脂的优势在于对周边的肺组织不产生炎症和化学反应，显微镜下的改变仅仅是注射部位的肺泡结构变大（图 16）。而且材料经济便宜，平均不超过 6 元，体外实验证实在组织内留存的时间可超过 2 周。但也存在一些不足：有些琼脂定位较深的结节后胸腔镜下探查时仍感觉硬度不够，需要中转开胸进行反复触摸寻找标记位点。另外，琼脂前期的制作过程比较烦琐。

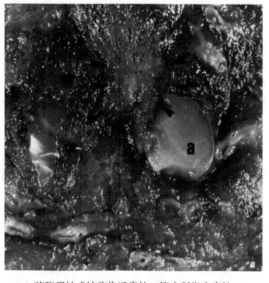

a. 琼脂凝结成结节临近病灶；箭头所指为病灶。

图 16 手术切除后大体标本

③染色胶原蛋白（colored collagen）由 0.8% 的端胶原蛋白（atelocollagen）＋ 5% 亚甲蓝＋ 32% 造影剂组成。胶原蛋白原本被应用于美容外科和功能外科，比如将胶原蛋白注射在皮下、声带或者尿道括约肌周边。其应用于肺部小结节定位的最大优势在于可以在肺内留存很长时间而不弥散，这就可以从容安排手术时间。通过体外化学和动物实验证实胶原蛋白混合亚甲蓝可溶于 2 mol/L 的氯化钠溶液中，而且 0.8% 的浓度适合于定位。若浓度小于 0.5% 则染色太浅，不易在胸腔镜下寻找定位标记；若浓度大于 1.5% 则溶液黏滞度太高，注射过程非常困难。Nomori 报道的 11 例患者从定位到手术的时间间隔平均为 2.5 天（1 ～ 4 天）。术中探查定位点非常清晰、准确，没有晕染的迹象。这为确定准

确的切除范围，更好地保护肺功能奠定了基础。由于注射的蓝色胶原蛋白中含有造影剂成分，术中对于过深的病变还可以采用透视证实的策略进行再次确认，增加定位的准确性。

（2）术前定位方法（经气管镜）

CT 引导下经皮穿刺除了常常并发气胸、肺出血、疼痛等外，对位于肩胛骨深方或者脊柱旁的结节而言，穿刺受到了极大的限制。另外，气胸对于肺功能受限的患者而言，在等待手术的过程中是比较危险的，部分患者需要进行胸腔闭式引流术来缓解症状。

① CT 引导下经气管镜注射造影剂定位。Kobayashi 在 1997 年尝试对一名 68 岁的男性患者在 CT 引导下经支气管镜注射钡剂，定位一个位于左肺下叶背段脊柱旁的 1.1 cm×0.6 cm 的小结节。这种方法可以避免经胸壁穿刺所带来的固有并发症（气胸、肺内出血、疼痛等）。钡剂本来是应用于消化道和支气管造影剂，Kobayashi 创新性地将其应用到 CT 引导下经气管镜定位中，并发现钡剂较碘剂引起的组织反应相对较小，而且能够在肺组织中长期存留、不弥散，符合定位剂的要求。具体方法包括在病变处标记、在病变近端标记或在病变所在的亚段开口处注射，标记相应的支气管树。这种标记方法可以确定相应的支气管，便于区域淋巴结的清扫及辅助确定肺段切除的段间平面。但需要术中透视再次确认位置，而且一旦定位失败术中无法重复定位（图 17）。

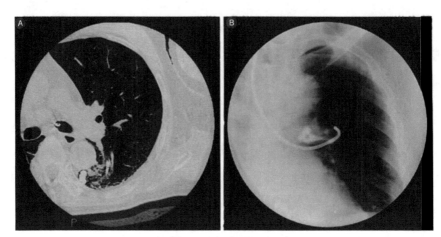

A.CT 引导下经气管镜注射钡剂进行定位肺 GGO；B. 透视摄片印证。

图 17 CT 引导下经气管镜注射造影剂定位

② CT 引导下经气管镜注射染料定位。Endo 应用靛蓝胭脂红（indigo carmine）在 CT 引导下经气管镜对肺部结节进行定位。定位后胸腔镜下的显示效果为位于脏层胸膜下 10 mm、直径约 20 mm 的蓝染区，11 例患者定位成功（64.7%），该方法的优势在于术中可以不用透视再次确认病灶位置，切除后不影响术中冰冻病理结果。但是该方法的 CT 引导不是实时的，操作者和患者均会受到辐射的不利影响。术前定位过程比较烦琐、耗时（平均 35 min，范围：25 ~ 45 min）。

③电磁导航气管镜引导下注射染料定位。Chen 将患者深吸气时采集的胸部CT的薄扫数据，输入图像导航手术系统(surgical navigation system) 中，重建出患者整个胸廓和呼吸道各级支气管束的三维图像，并设定结节为靶标区域，设计寻找路径。患者手术当天麻醉后，通过对体表固定标识进行同步-注册后，就可

以在电磁导航气管镜的实时引导下准确找到病变，将 1～2 mL 亚甲蓝注射到病变中或者病变周围，实现精确定位。而后立即转换为手术体位，进行胸腔镜手术（图 18）。据报道，17 例患者均定位成功，予以胸腔镜切除。无需术中透视，无并发症出现，定位耗费时间（20.8±3.9）min。但是，该方法的最大问题是依据患者胸部 CT 数据重建出来的三维图像是否与手术当日麻醉后患者的解剖结构匹配。通过 Mah 等所描述的深呼吸屏气（deep inspiration breath-hold，DIBH）方法进行 CT 扫描采集数据，同时记录患者的吸气量，用相同的容量进行控制通气，而后进行同步和定位，能够显著减少由于呼吸动度所导致的病变位移误差。Giraud 报道通过呼吸门控同步系统可以进一步将呼吸引起的靶标移动减少，提高胸部病变位置的重建精确性和可重复性。但是，这些操作和重建技术要求高，较为烦琐，设备和耗材贵，不易普及。

（3）术中定位方法

①术中超声方便、快捷，不需要术前安排不同科室的共同时间进行准备工作（图 19）。这对于繁忙的外科医生来说可以减少工作量，从容安排手术时间，并能缩短患者的住院时间，减少住院费用。另外，术中超声没有穿刺相关并发症的发生，还可以探查出隐匿性病变，具有很大的优势。Mattioli 等对 54 例患者的 65 个结节进行评估，术中使用 B 超探查的结节为 45 个，成功探测出来的有 42 个，成功率达到 93%，也有更高成功率的报道。

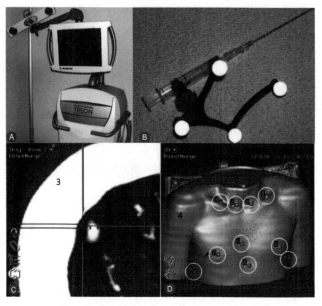

A. 图像导航系统主机；B. 导航匹配定位用注射器；C. CT 二维图像实时显示穿刺针头位于病灶内；
D. 重建图像同步提示穿刺针末端进入靶标区域。

图 18 电磁导航气管镜引导下注射染料定位（彩图见彩插 4）

但是术中超声影像的判读常需要经验丰富的临床医生进行指导。另外，B 超判断含有气体成分的结节非常困难，且回声图像容易受到肺内残气的干扰，要求在患肺完全塌陷时探查（往往需要很长时间的术中等待）。如若遇到慢性阻塞性肺病等塌陷不良的患肺，则超声影像会受到极大的影响，导致定位失败。同时，严重肺纤维化或严重心脏病的患者也很难依赖单侧肺通气维持氧合，增加了手术风险。Ambrogi 等报道术中超声技术探查的肺部结节最好在 10 mm 以上，定位成功率才能满意。

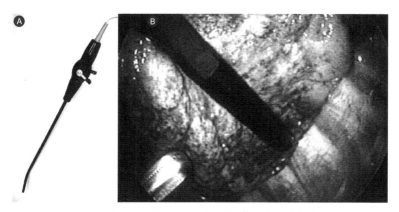

A. 术中用 B 超探头；B. 胸腔镜术中使用 B 超探头探查。

图 19 术中超声

②术中 CT　术中 CT 引导的报道并不多，而且患者及手术团队常常会暴露在辐射的不良影响中，难以普及和广泛开展。另外，由于术中 CT 设备的体积较大，操作空间小，会对合理应用手术器械和切割闭合器带来较大的困难。

③胸腔镜下肉眼观察或用手指触诊和用胸腔镜器械进行探查是寻找肺部小结节的常用方法，该方法直接、简便，但高度依赖于术者经验。有报道小切口手指触诊可以定位大部分肺内结节，但有些位置的病变单纯靠由胸腔镜切口伸入的手指和器械是不能识别的，这与肺内结节的部位、直径均密切相关。Suzuki 指出直径≤ 10 mm 且距离胸膜＞ 5 mm 的肺小结节触诊失败率达 50%，应考虑借助其他定位方法。另外，GGO 中的实性成分的比例与触诊成功率也有关。Kondo 总结出混合实性成分的 GGO 触诊成功率为 75%，而纯 GGO 仅为 12.1%。

以上定位方法的利弊见表 3。

表 3 肺 GGO 定位方法临床研究

作者 / 时间 定位方法	病例组成	成功（率）	并发症	局限性
Wicky 1994 亚甲蓝	23 个结节； 21 例患者； 直径 8～20 mm，平均 13 mm	22 98%	气胸 6（26.1%）； 出血 4（17.3%）； 咳嗽 2（8.7%）	弥散问题，时限性，染色表浅，不能指示病变深度。碳沫沉积者，注射点识别不清，注射剂量难以掌握
Vandoni 1998 亚甲蓝	51 例患者	50 98%	气胸 13（25.4%）； 开胸 5（9%）； 楔形 50（91%）	定位时间为 75～270 min
Magistrelli 2009 墨汁	8 例患者	6 75%	6 例 VATS	同亚甲蓝
Nomori 2002 碘油	18 个结节； 16 例患者； 直径 4～10 mm，平均 7mm； 深度 19（8～30）mm	18 100%	气胸 1（6.25%）； VATS（100%）	不溶于水，若入体循环则易发生栓塞，脑血管意外，需用荧光镜探查处于侧卧位的塌陷肺组织，耗时间，增加患者和整个手术团队的暴露风险

续表

作者／时间 定位方法	病例组成	成功（率）	并发症	局限性
Watanabe 2006 碘油	174 个结节；150 例患者；直径 (10±6) (2～30) mm；深度 (10±7) (0～30) mm	174 100%	气胸 30 (17%)；胸管 11 (6%)；血气胸 1 (0.6%)；疼痛 16 (11%)；血痰 11 (6%)；间隔时间为 (1.7±1.1) (1～7) d	具有放射性，需必要的防护措施。探测棒为直线性，探测范围有限。仍需术中透视加以确定定位。穿刺定位后再次扫描确认靶区呈高摄取，一旦出现外溢需在手术开始时用生理盐水仔细冲洗胸腔以减低本底
Chella 2000 99 Tc-albumin	39 例患者；直径 8.3 (4～19) mm；深度 13 (6～30) mm	39 100%	气胸 6 (15.4%)；手术时间为 50 (20～100) min	
Ambrogi 2012 99 Tc-albumin	211 例患者；直径 8.3 (3～28) mm；深度 13 (6～30) mm	208 98.6%	气胸 22 (10.4%)；中转开胸 3 (0.5%)；手术时间 41 (20～100) min	
Daniel 2004 99 Tc-MAA	13 例患者；直径 10 (4～23) mm；深度 12.7 (1～47mm)	13 100%	无并发症；定位到手术的间隔时间 186 min (76 min～8.1 h)	
Grogan 2004 99 Tc-MAA	81 例患者；直径 98 (3～25) mm；深度 11.7 (0～50) mm	77 95.1%	气胸 8；4 例因为核素外溢至胸膜腔内中转开胸	

续表

作者/时间 定位方法	病例组成	成功(率)	并发症	局限性
Bellomi 2010 99Tc-MAA	47例患者; 直径(11±5)(5~24) mm; 深度(11±9)(0~35) mm	45 95.7%	气胸13(27.7%); 肺出血9(19%); 过敏1(2%); 胸痛2(4%); 外溢9(19.1%); 严重外溢2(4%)	定位时间19(11~42) min; 胸腔镜30(64%); 中转开胸2(4%); 计划开胸12(26%)
Galetta 99Tc 2015	123个结节; 112例患者; 直径9(3~24) mm; 最大深度12(0~39) mm	121 98.4%	气胸33(29%); 肺出血23(21%); 过敏1(0.9%); 外溢11(10%); 失败2(1.8%); 腔镜70(62.5%); 开胸36(32.1%)	弥散慢。大部分医院有设备,24小时准备时间,手术安排从容,可以在胸腔镜下任意方向角度进行探查,不影响冰冻病理回报。在击发之前仍可以验证病变在切除范围之内
Yoshida 1999 硬化剂 氰基丙烯酸酯(Histoacryl blue 蓝染)	9个结节; 8例患者; 直径10(6~14) mm; 最大深度为13(9~20) mm	8 88.9%	气胸1(12.5%); 胸痛2(25%); 腔镜7(77.8%); 开胸2(22.2%); 失败1(11.1%); Troca不合适1; 均改日手术	冰冻受到影响,结节太硬,影响制片时的切割过程,术中透视对患者和手术团队有不利影响

续表

作者/时间 定位方法	病例组成	成功（率）	并发症	局限性
邱宁雷 2012 医用胶 福爱乐	29个结节; 27例患者	29 100%	气胸3（11.1%）; 肺出血1（3.7%）; 干咳17（63%）	太大的话会影响病理，太深不易和周围细小支气管相鉴别。为化学物质，具有刺激性气味，诱发患者剧烈咳嗽
Tsuchida 1999 琼脂	9例患者; 直径11.9（8~17）mm; 深度18.2（10~32）mm	9 100% 均为开胸手术; 楔形切除7例，肺段切除2例	气胸1（11.1%）; 定位耗时1h; 不影响冰冻切片及病理回报; 不在肺组织内诱发炎症反应，不影响病理切片判读。体外实验组织内留存时间超过2周。便宜，少于6元	一旦遇到生肺看不清楚。若位置深形成的标记不够硬则定位困难; 开胸比例高，前期制作过程烦琐
Nomori 1996 彩色胶原蛋白 Colored(0.8%) collagen	11个结节; 11例患者; 直径13.4（4~20）mm; 深度12.6（5~28）mm	10 90.9%	气胸2（18.2%）; 腔镜10（90.9%）; 开胸1（9.1%）; 原因：太深，靠近右肺下叶肺动脉	间隔时间2.5（1~4）d。浓度为0.8%：太稀，浅，看不清楚; 太稠，推不动

续表

作者/时间 定位方法	病例组成	成功（率）	并发症	局限性
Ciriaco 2004 Hook-wire	53 例患者; 直径 <10 mm; 距离 >15 mm; 不定位 98 例; 直径 (16±6) (5~28) mm; 距离 (17±7) (0~35) mm; 共有 151 患者	31 58.5%	脱落 4 (7.5%); 气胸 4 (7.5%); 转开胸 4 (7.5%); 不定位组转开胸 17/98 (17%, $P \leq 0.05$)	钢丝要穿过并留在患者的整个胸壁和肺组织内，易脱落和移位。患者肺活动受到了限制。存在肺组织进一步撕裂、出血的风险。气胸，肺内出血，疼痛发生率较高。
Gonfiotti 2007 Hook-wire	25 例患者; 直径 11 (6~19) mm; ≤10 mm, 18 例; >10 mm, 7 例; 深度 15~25 mm: 12 例; >25 mm: 13 例	21 (84%) vs. 24 (96%) Radio- guided	气胸 6 (24%) vs. 气胸 1 (4%)	气体栓塞，增加转移种植和种植的概率。需要协调手术室在短时间内进行切除。局部切除肺行手术。切割闭合器需要平行于金属丝方向，可能切除过多正常肺组织
谢宗涛 2013 Hook-wire	55 个结节; 52 例患者; 直径 (14.3±5.7) mm; 深度 (15.8±4.8) mm	50 90.9%	气胸 8 (15.4%); 肺出血 5 (9.6%); 脱落 2 (3.8%); 移位 3 (5.8%)	

续表

作者/时间 定位方法	病例组成	成功（率）	并发症	局限性
Chen 2007 Hook-wire 哑铃型	43个结节；41例患者；直径（9.7±1.6）（2～26）mm；深度（9.6±2.0）（2～30）mm	41 95.3%	气胸8（18.6%）；肺出血6（13.9%）；血胸1（2.3%）	定位时间（30.4±2.8）min；手术时间（103±9.7）（44～198）min
Protti 2002 Hook-wire	19例患者；直径11.58（5～25）mm；深度7.58（0～25 mm）	15 78.9%	气胸8（42.1%）；肺出血4（21.1%）；血胸1（5.3%）	腔镜切除时间；30（10～48）min；4例不能配合定位
Hirschburger 2008 Spiral-wire	44个结节；42例患者	38 86.4%	脱落1（2.3%）	
Eichfeld 2005 Spiral-wire	22例患者；手术时间为32 min	19 86.4%	脱落2（9.1%）；开胸2（9.1%）；1例严重粘连，1例肺萎陷不满意	标记时间为24 min。患者配合，时间依赖性，有种植转移可能

续表

作者／时间 定位方法	病例组成	成功（率）	并发症	局限性
Asamura 1994 Microcoil	4 例患者	3 75%		术中透视可以判断切缘是否足够，并目提出术中 B 超替代，以用术中 B 超替代，这样会比较方便、简单
Lizza 2001 Microcoil	15 个结节；14 例患者；直径（5～20）mm；深度（5～30）mm	15 100%	气胸 3（20%）；建议将 Coil 放置在结节的深方，以免脱落	
Powell 2004 Microcoil	12 例患者；直径（11.8±3.2）（6～18）mm；最大深度（31±15）（10～54）mm；最小深度（19±14）（2～45）mm	11 91.7%	气胸 2（16.7%）；建议将 Coil 放置在结节深方 5 mm 处	定位时间：（42.1±14）min；透视时间：（3.1±2.0）min；手术时间：（67±27）min

续表

作者/时间 定位方法	病例组成	成功（率）	并发症	局限性
Mayo 2009 Microcoil	75 个结节；69 例患者；直径 (12.4±4.5) (4~24) CT值：(−41.01±172.40) HU (−618~155) HU；最小深度 (15.5±12.2) (0~50) mm；最大深度 (26.6±12.8) (5~63) mm	73 (97.3%)；2 例脱落；VATS 73 例；OPEN 2 例；位置太深；肺叶切除	气胸 53 (75%)；血胸 1；血肿 5 (7%)；定位时间为 (33.0±12.6) (15~70) min；Coil 深端至脏层胸膜距离 (29.9±11.8) (3~60) mm；浅端留在脏层胸膜；误留在胸壁 9 (12%)；误留在肺组织中 6 (8%)	不影响术中病理判读，费用 1200 元；术中透视时间：(1.74±1.6) (0.0~7.0) min；切除时间 (37.2±29.3) (8~165) min；应用切割闭合器钉仓数量 (4±1.2) (3~9) 个；指导病理医师的取材区域
隋锡朝 2014 Microcoil	91 处结节；85 例患者；直径 8.75 (5~26) mm；深度≥5 mm	89 97.8%	气胸 13 (15.3%)；肺血肿 7 (8.2%)	
杨锋 2014 Microcoil	32 处结节；30 例患者；直径 0.71 mm；深度 0.94 mm	31 96.9%	气胸 7 (23.3%)；肺血肿 2 (6.7%)；疼痛 1 (3.3%)	经济可行

续表

作者/时间 定位方法	病例组成	成功(率)	并发症	局限性
Endo 2004 CT引导经气管镜注射靛蓝脂红	17例患者; 位于肺野外1/3; 直径(9.8±3.2)(5~15)mm 深度: (14.9±7.6)(0~30)mm	11 64.7%	没有并发症; 11例可触及(5例楔形、6例肺段切除); 6例探查不到(5例肺段切除, 1例肺叶切除)	染色区域距离病变20(0~30 mm); 定位耗时平均35(25~45)min; 不是实时引导; 定位存在辐射; CT暴露时间为60(30~120)s
Kobayashi 1997 CT引导经气管镜注射钡剂	1例患者; 大小: 11 mm×6 mm	1 100%	VATS楔形切除	烦琐, 不易普及
Chen 2007 电磁导航气管镜亚甲蓝定位	17例患者; 直径(14.8±1.1)(8~20)mm; 深度: (16.7±1.1)(10~25)mm	17 100%	无并发症; 同步误差: (2.7±0.2)(1.7~4.5)mm	定位耗费时间: (20.8±3.9)min; 操作要求高, 较为烦琐, 设备利耗材贵, 不易普及

续表

作者/时间 定位方法	病例组成	成功（率）	并发症	局限性
Mattioli 2005 术中B超探查	54 例患者；65 个结节；45 个结节应用了术中 B 超；看不着、摸不着的结节直径 15（4～22）mm；应用 B 超的时间为 15（9～35）min	42/45 93%	16/65（25%）的结节腔镜、应用 B 超探测到 15 例，成功率 93.8%；对于总体 65 个结节而言，结合腔镜、手指触诊及术中 B 超探查，成功率达到 98%，特异性为 100%	方便、快捷、不需要术前安排不同科室的共同时间。术中可以探查出隐匿性病变；没有并发症；对于含有气体成分的结节判读非常困难，B 超需要经验丰富的临床医 B 超影像丰富的临床医生进行指导。获得完全定位的肺组织仍需要很长时间等待

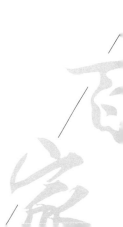

（5）相关论证

1）肺 GGO 手术切除必要性的论证

肺部小结节的诊疗越来越规范，胸部 CT 发现的 GGO 有些在透视下是不能显示的，因此，透视下经皮肺穿刺或者经气管镜活检的可行性是比较差的，而且即使能活检到目标组织，也往往达不到确诊的目的。有些学者有着这样的观点：对于小于 5 mm 的 GGO 而言，可以放心地观察，只需要定期进行胸部 CT 随访，评估结节是否有增大的趋势就可以了。但问题是胸部 CT 本身就存在放射线暴露的风险，一旦病变在随访过程中超过 5 mm，罹患肺癌的可能性就大大增加了。而且对于早期肺癌而言，患者的预后是和病变的大小直接相关的。如果患者的预后不良是因为观察时间过长而导致病变增大的话，这样的代价未免过大。Hanschke 报道了 5 ～ 9 mm 的 GGO，有 12% 的患者在接受手术后证实为肺癌，这个概率是不容忽视的。若 GGO 大于 10 mm，恶性的可能性更大。虽然这部分患者中有良性的概率，但总体来讲，有 69% 的患者被诊断为原发性肺癌。因此，如果影像学和临床评估患者为高危人群的话，手术切除病变、明确性质是非常有必要的。

目前关于肺癌的诊断和治疗早已经进入基因测序的分子水平，穿刺活检标本的检测结果只能作为参考，只有依据手术切除标本中充足组织量所得出的病理诊断、病理分期和分子病理报告才具有真正的指导意义，这对于患者正确治疗方案的选择及准确判断预后是至关重要的。

2）肺 GGO 定位必要性的论证

事实上，早在 1985 年 Bigelow 就将 Hook-wire 应用于乳腺小结节的定位中了。同样的道理，电视胸腔镜手术时术者不能像开胸手术一样直接用手全面探查病变部位，对于直径＜ 15 mm、不在胸膜表面 GGO 的定位存在一定困难。如果病灶远离切口，手指无法触摸，没有可靠的肺小结节定位方法作为指导，许多患者不得不接受延长切口的创伤。因此，对于肺 GGO 而言，胸腔镜手术是否成功的一个重要因素就是能否快速、准确地找到病灶，其中最为关键的技术环节就是定位问题。

在没有术前定位措施的情况下，一些位于胸膜下 10 ～ 20 mm 的GGO 是很难准确定位的，距离胸膜比较深的亚厘米结节及一些不很密实的 GGO 就更难定位了。二维视野的全胸腔镜手术因难以对上述 GGO 准确定位而导致中转开胸手术的概率较高。Asamura 认为用于肺 GGO 定位指证包括：病变距离胸膜或者肺裂远；邻近胸膜没有改变；病变软，模糊，含有气体成分，与周围肺组织类似；周围肺组织纤维化严重，失去弹性；病变没有侵犯肺门、纵隔、胸壁及膈肌；没有邻近肺动脉主干和肺静脉主干；既往没有开胸手术史，胸膜估计没有恶性病变和致密的粘连。Suzuki 总结了 92 例患者的胸部 CT 特征和手术体会，认为病灶小于 10 mm、距离脏层胸膜大于 5 mm 的 GGO 是需要定位的，否则找不到病变的概率为 63％，因为无法找到病变而中转开胸的比例高达 54%。如果手术仅仅是为取活检达到诊断的目的，那么付出开胸的代价就过大了。更加可怕的是，有些病灶即使开胸手术也无法找到，这会让外科医生在手术台上异常尴尬和无助。因此，探索有效的术前定位方法、提高全胸腔镜手术的成功率，越来越受到重视。

（6）展望

虽然目前用于肺 GGO 定位的方法多种多样，但是都不尽完美，因而没有被广泛采纳和应用。本文所述的术前、术中各种定位方法均有一个共同的缺点：在切除病变以前对靶区进行了过多的激惹。这种激惹的程度对于大多数患者而言是非常巨大的，甚至造成了局部的破坏。作为胸外科医生，这种场景我们可能并不陌生：为了寻找一个小病变，反复用胸腔镜器械或者手指在肺表面进行摩擦与触摸、挤压。由此所造成的可能不仅仅是肺组织脏层胸膜完整性的破坏和肺实质的损伤，更为重要的是这种过度的激惹极有可能改变了肿瘤细胞的微环境，增加了其局部复发或者转移的风险。

随着影像学疾病谱的变化，肺部 GGO 已经不具有分叶、毛刺、胸膜凹陷征等征象了。一个肺 GGO 需要描述的完整内容应包括以下信息：最大直径，CT 值（均值和标准差），CT 分型（纯 GGO、实性结节、部分实性结节），肿瘤最深方与脏层胸膜的距离（包括肺裂），肿瘤最浅处与脏层胸膜的距离（包括肺裂），亚段的位置，邻近的血管名称，周围肺组织是否存在气肿等。将这些信息搜集定量后输入既定的方程式就可以大致判断肺 GGO 在胸腔镜下是否可见、可触及，以及定位的必要性。而这个方程式是基于大数据分析的结果，是值得研究和开发的。

现代社会处于科技高速发展的阶段，医学领域也不例外。胸外科医生必须与时俱进、不断学习，把最新的科学技术手段应用于对肺 GGO 的诊断和治疗中。胸外科医生往往是这类患者的首诊医生，对胸腔的三维立体解剖结构最为熟知，因而也最应该知道哪些肺结节需要外科切除，以及哪些结节需要精确定位，从而用创伤最小的方式获得精确的诊断，并为患者制定最恰当的治疗方案。

从结直肠癌的治疗受到启发，由肺 GGO 定位问题所衍生出来的方法有可能在不久的将来把放射性分子核素应用于抵抗肺癌肿瘤细胞增殖。随着术中 B 超及电磁导航技术的发展，有可能在胸腔镜下对病变的位置甚至性质作出准确的判断，从而精确地指导是否需要切除肺结节，以及需要切除的精确范围（楔形切除、肺段切除、肺叶切除、淋巴结是否需要清扫）。

2013 年笔者所在医院借助成熟的导航实时追踪技术即电磁导航肺穿刺抽吸术（electromagnetic navigational transthoracic needle aspiration，E-TTNA）和电磁导航支气管镜，通过三维虚拟模型实时引导真实手术，解决传统区域定位转变为定点定位问题，突破了经皮肺穿刺因骨性、膈肌、纵隔结构遮挡无法定位或定位不准确的瓶颈，尤其是深部结节定位，达到了优化手术路径、缩短寻找结节时间及手术切除的目的。其优势在于确保肺小结节最大限度切除的前提下，进一步缩小了手术切除的范围，降低了肺功能损失。

笔者所在医院通过胸部 CT 和手术切除标本进行定位误差测量，得出平均误差值为 7 mm，取得了阶段性成果。但由于肺脏具有非刚性结构的特点及手术中存在肺组织萎陷问题，极易造成靶点动态位移，临床定位应用具有一定的限制，需要进一步通过其他定位方法进行二次确认和验证。

课题组在肺叶、肺段解剖分区的基础上结合手术实际路径建立了 Liu's "人脑定位经纬图"，其原理是将整个肺脏按经线和纬线进行划分。

①以斜裂与水平裂的交汇点作为 0 纬度（赤道线）。

②上肺门线作为北纬 1° N（奇静脉水平）。

③以肺尖为中心平行于上肺门的水平线为北纬 2° N。

④下肺门线作为南纬 1° S（下肺静脉水平）。

⑤以肺底为中心平行于下肺门的水平线为南纬 2° S。

⑥连接肺尖、肺裂交汇点和肺底的腋中投影线作为经线，经度为 0°。

⑦北纬 1° N 与 0° 经线的交叉点为上肺门原点。

⑧南纬 1° S 与 0° 经线的交叉点为下肺门原点。

同时，我们将整个肺脏进行区域命名，见图 20。

A 区（East：1° N ～ 2° N），B 区（West：1° N ～ 2° N），

C 区 (East：1°N～1°S)，D 区 (West：1°N～1°S)，E 区 (East：1°S～2°S)，F 区 (West：1°S～2°S) 六个区域。

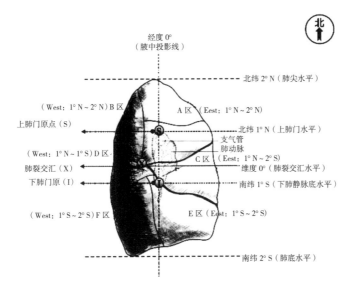

图 20 Liu's "人脑定位经纬图"

通过建立 Liu's "人脑定位经纬图"，实现了术前肺小结节的影像学坐标与胸腔镜手术肺小结节的位置坐标的等合对应，确定了肺小结节在肺组织中的实际位置。如同大海中的救援船只，在接收到失事船只报告其所在的经纬度位置后，利用经纬网的地图，立即可以找出失事船只在地图上的位置，然后确定航向和航线，火速前往营救。

采用 Liu's "人脑定位经纬图"确定位置坐标，避开了手术时需要重点保护的肺门结构，顺应了骨性胸廓的结构特点。Liu's "人脑定位经纬图"是符合手术实际场景的重要标尺方位图。其与手术切口及手术器械放置的路径相一致，弥补了术中因体位、肺脏萎陷导致的位移及误差大的局限性，提高了手术中定位的可靠性，并且该方法描述精炼、准确，便于胸外科医生学习和掌握，易于被广泛推广应用。

（马千里）

参考文献

1. CHEN W, ZHENG R, BAADE P D, et al. Cancer statistics in China, 2015. CA Cancer J Clin, 2016, 66 (2)：115-132.

2. KUBUSCHOK B, PASSLICK B, IZBICKI J R, et al. Disseminated tumor cells in lymph nodes as a determinant for survival in surgically resected non-small- cell lung cancer. J Clin Oncol, 1999, 17 (1)：19-24.

3. TAKASHIMA S, MARUYAMA Y, HASEGAWA M, et al. CT findings and progression of small peripheral lung neoplasms having a replacement growth pattern. AJR Am J Roentgenol, 2003, 180 (3)：817- 826.

4. MIDTHUN D E, SWENSEN S J, JETT J R. Clinical strategies for solitary pulmonary nodule. Annu Rev Med, 1992, 43：195-208.

5. KHOURI N F, MEZIANE M A, ZERHOUNI E A, et al. The solitary pulmonary nodule. assessment, diagnosis, and management. Chest, 1987, 91 (1)：128-133.

6. GOULD M K, MACLEAN C C, KUSCHNER W G, et al. Accuracy of

positron emission tomography for diagnosis of pulmonary nodules and mass lesions：a meta-analysis. JAMA，2001，285（7）：914-924.

7. VANDONI R E, CUTTAT J F, WICKY S, et al. CT-guided methylene-blue labelling before thoracoscopic resection of pulmonary nodules. Eur J Cardiothorac Surg，1998，14（3）：265-270.

8. WICKY S, MAYOR B, CUTTAT J F, et al. CT-guided localizations of pulmonary nodules with methylene blue injections for thoracoscopic resections. Chest，1994，106（5）：1326-1328.

9. LENGLINGER F X, SCHWARZ C D, ARTMANN W. Localization of pulmonary nodules before thoracoscopic surgery：value of percutaneous staining with methylene blue. AJR Am J Roentgenol，1994，163（2）：297-300.

10. CHOI B G, KIM H H, KIM B S, et al. Pulmonary nodules：CT-guided contrast material localization for thoracoscopic resection. Radiology，1998，208（2）：399-401.

11. NOMORI H, HORIO H, NARUKE T, et al. Fluoroscopy-assisted thoracoscopic resection of lung nodules marked with lipiodol. Ann Thorac Surg，2002，74（1）：170-173.

12. WATANABE K I, NOMORI H, OHTSUKA T, et al. Usefulness and complications of computed tomography-guided lipiodol marking for fluoroscopy-assisted thoracoscopic resection of small pulmonary nodules：experience with 174 nodules. J Thorac Cardiovasc Surg，2006，132（2）：320-324.

13. ZAMAN M, BILAL H, WOO C Y, et al. In patients undergoing video-

中国医学临床百家

assisted thoracoscopic surgery excision, what is the best way to locate a subcentimetre solitary pulmonary nodule in order to achieve successful excision? Interact Cardiovasc Thorac Surg, 2012, 15 (2): 266-272.

14. GALETTA D, BELLOMI M, GRANA C, et al. Radio-guided localization and resection of small or ill-defined pulmonary lesions. Ann Thorac Surg, 2015, 100 (4): 1175-1180.

15. DANIEL T M, ALTES T A, REHM P K, et al. A novel technique for localization and excisional biopsy of small or ill-defined pulmonary lesions. Ann Thorac Surg, 2004, 77 (5): 1756-1762.

16. WANG Y Z, BOUDREAUX J P, DOWLING A, et al. Percutaneous localisation of pulmonary nodules prior to video-assisted thoracoscopic surgery using methylene blue and 99TC. Eur J Cardiothorac Surg, 2010, 37 (1): 237-238.

17. GROGAN E L, JONES D R, KOZOWER B D, et al. Identification of small lung nodules: technique of radiotracer-guided thoracoscopic biopsy. Ann Thorac Surg, 2008, 85 (2): S772-S777.

18. BELLOMI M, VERONESI G, TRIFIRÒG, et al. Computed tomography-guided preoperative radiotracer localization of nonpalpable lung nodules. Ann Thorac Surg, 2010, 90 (6): 1759-1764.

19. AMBROGI M C, MELFI F, ZIRAFA C, et al. Radio-guided thoracoscopic surgery (RGTS) of small pulmonary nodules. Surg Endosc, 2012, 26 (4): 914-919.

20. CARCOFORO P, FEO C, SORTINI D, et al. Localization of pulmonary

nodules. Chest, 2004, 125 (2): 796-797.

21. YOSHIDA Y, INOH S, MURAKAWA T, et al. Preoperative localization of small peripheral pulmonary nodules by percutaneous marking under computed tomography guidance. Interact Cardiovasc Thorac Surg, 2011, 13 (1): 25-28.

22. HIRSCHBURGER M, SAUER S, SCHWANDNER T, et al. Extratumoral spiral fixed wire marking of small pulmonary nodules for thoracoscopic resection. Thorac Cardiovasc Surg, 2008, 56 (2): 106-109.

23. EICHFELD U, DIETRICH A, OTT R, et al. Video-assisted thoracoscopic surgery for pulmonary nodules after computed tomography- guided marking with a spiral wire. Ann Thorac Surg, 2005, 79 (1): 313-317.

24. ASAMURA H, KONDO H, NARUKE T, et al. Computed tomography-guided coil injection and thoracoscopic pulmonary resection under roentgenographic fluoroscopy. Ann Thorac Surg, 1994, 58 (5): 1542-1544.

25. CHEN Y R, YEOW K M, LEE J Y, et al. CT-guided Hook Wire localization of subpleural lung lesions for video-assisted thoracoscopic surgery (VATS). J Formos Med Assoc, 2007, 106 (11): 911-918.

26. GONFIOTTI A, DAVINI F, VAGGELLI L, et al. Thoracoscopic localization techniques for patients with solitary pulmonary nodule: Hookwire versus radio-guided surgery. Eur J Cardiothorac Surg, 2007, 32 (6): 843-847.

27. 周建华, 李文涛, 陈海泉, 等. 孤立性肺小结节在 CT 引导下带钩钢丝术前定位. 中华胸心血管外科杂志, 2011, 27 (5): 316.

28. PORETTI F P, BRUNNER E, VORWERK D. Simple localization of

中国医学临床百家

peripheral pulmonary nodules - CT-guided percutaneous Hook-Wire localization. Rofo, 2002, 174 (2): 202-207.

29. SEO J M, LEE H Y, KIM H K, et al. Factors determining successful computed tomography-guided localization of lung nodules. J Thorac Cardiovasc Surg, 2012, 143 (4): 809-814.

30. HORAN T A, PINHEIRO P M, ARAÚJO L M, et al. Massive gas embolism during pulmonary nodule Hook Wire localization. Ann Thorac Surg, 2002, 73 (5): 1647-1649.

31. DENDO S, KANAZAWA S, ANDO A, et al. Preoperative localization of small pulmonary lesions with a short Hook Wire and suture system: experience with 168 procedures. Radiology, 2002, 225 (2): 511- 518.

32. PITTET O, CHRISTODOULOU M, PEZZETTA E, et al. Video-assisted thoracoscopic resection of a small pulmonary nodule after computed tomography-guided localization with a Hook-Wire system. experience in 45 consecutive patients. World J Surg, 2007, 31 (3): 575-578.

33. LIZZA N, EUCHER P, HAXHE J P, et al. Thoracoscopic resection of pulmonary nodules after computed tomographic-guided coil labeling. Ann Thorac Surg, 2001, 71 (3): 986-988.

34. POWELL T I, JANGRA D, CLIFTON J C, et al. Peripheral lung nodules: fluoroscopically guided video-assisted thoracoscopic resection after computed tomography-guided localization using platinum microcoils. Ann Surg, 2004, 240 (3): 481-489.

35. MAYO J R, CLIFTON J C, POWELL T I, et al. Lung Nodules: CT-guided placement of microcoils to direct video-assisted thoracoscopic surgical resection. Radiology, 2009, 250 (2): 576-585.

36. HONG J C, YU Y, RAO A K, et al. High retention and safety of percutaneously implanted endovascular embolization coils as fiducial markers for image-guided stereotactic ablative radiotherapy of pulmonary tumors. Int J Radiat Oncol Biol Phys, 2011, 81 (1): 85-90.

37. YOSHIDA J, NAGAI K, NISHIMURA M, et al. Computed tomography-fluoroscopy guided injection of cyanoacrylate to mark a pulmonary nodule for thoracoscopic resection. Jpn J Thorac Cardiovasc Surg, 1999, 47 (5): 210-213.

38. SOEHENDRA N, GRIMM H, NAM V C, et al. N-butyl-2-cyanoacrylate: a supplement to endoscopic sclerotherapy. Endoscopy, 1987, 19 (6): 221-224.

39. ZANETTI P H, SHERMAN F E. Experimental evaluation of a tissue adhesive as an agent for the treatment of aneurysms and arteriovenous anomalies. J Neurosurg, 1972, 36 (1): 72-79.

40. HOUSTON S, OUSTERHOUT D K, SLEEMAN K H, et al. The effect of n-butyl 2-cyanoacrylate on liver function. J Biomed Mater Res, 1970, 4 (1): 25-28.

41. RAMOND M J, VALLA D, GOTLIB J P, et al. Endoscopic obturation of esophagogastric varices with bucrylate i clinical study of 49 patients. Gastroenterol Clin Biol, 1986, 10 (8/9): 575-579.

42. TSUCHIDA M, YAMATO Y, AOKI T, et al. CT-guided agar marking for localization of nonpalpable peripheral pulmonary lesions. Chest, 1999, 116 (1): 139-143.

中国医学临床百家

43. NOMORI H, HORIO H. Colored collagen is a long-lasting point marker for small pulmonary nodules in thoracoscopic operations. Ann Thorac Surg, 1996, 61 (4): 1070-1073.

44. KOBAYASHI T, KANEKO M, KONDO H, et al. CT-guided bronchoscopic barium marking for resection of a fluoroscopically invisible peripheral pulmonary lesion. Jpn J Clin Oncol, 1997, 27 (3): 204-205.

45. ENDO M, KOTANI Y, SATOUCHI M, et al. CT fluoroscopy-guided bronchoscopic dye marking for resection of small peripheral pulmonary nodules. Chest, 2004, 125 (5): 1747-1752.

46. CHEN W, CHEN L, YANG S, et al. A novel technique for localization of small pulmonary nodules. Chest, 2007, 131 (5): 1526-1531.

47. MAH D, HANLEY J, ROSENZWEIG K E, et al. Technical aspects of the deep inspiration breath-hold technique in the treatment of thoracic cancer. Int J Radiat Oncol Biol Phys, 2000, 48 (4): 1175-1185.

48. GIRAUD P, YORKE E, FORD E C, et al. Reduction of organ motion in lung tumors with respiratory gating. Lung Cancer, 2006, 51 (1): 41-51.

49. S MATTIOLI, D' OVIDIO F, DADDI N, et al. Transthoracic endosonography for the intraoperative localization of lung nodules. Ann Thorac Surg, 2005, 79 (2): 443-449.

50. KONDO R, YOSHIDA K, HAMANAKA K, et al. Intraoperative ultrasonographic localization of pulmonary ground-glass opacities. J Thorac Cardiovasc Surg, 2009, 138 (4): 837-842.

51. SANTAMBROGIO R, MONTORSI M, BIANCHI P, et al. Intraoperative ultrasound during thoracoscopic procedures for solitary pulmonary nodules. Ann Thorac Surg, 1999, 68 (1): 218-222.

52. PIOLANTI M, COPPOLA F, PAPA S, et al. Ultrasonographic localization of occult pulmonary nodules during video-assisted thoracic surgery. Eur Radiol, 2003, 13 (10): 2358-2364.

53. AMBROGI M C, DINI P, BONI G, et al. A strategy for thoracoscopic resection of small pulmonary nodules. Surg Endosc, 2005, 19 (12): 1644-1647.

54. SORTINI D, FEO C V, CARCOFORO P, et al. Thoracoscopic localization techniques for patients with solitary pulmonary nodule and history of malignancy. Ann Thorac Surg, 2005, 79 (1): 258-262.

55. AKAMATSU H, SUNAMORI M, KATSUO K. Thoracoscopic lung resection for extremely small nodular lesions using simultaneous intraoperative real- time computed tomography.Thorac Cardiovasc Surg, 2000, 48 (1): 34-35.

56. JIMÉNEZ M F, Spanish Video-Assisted Thoracic Surgery Study Group. Prospective study on video-assisted thoracoscopic surgery in the resection of pulmonary nodules: 209 cases from the spanish video-assisted thoracic surgery study group. Eur J Cardiothorac Surg, 2001, 19 (5): 562-565.

57. SUZUKI K, NAGAI K, YOSHIDA J, et al. Video-assisted thoracoscopic surgery for small indeterminate pulmonary nodules: indications for preoperative marking. Chest, 1999, 115 (2): 563-568.

58. LI H, BOISELLE P M, SHEPARD J O, et al. Diagnostic accuracy and safety

of CT-guided percutaneous needle aspiration biopsy of the lung: comparison of small and large pulmonary nodules. AJR Am J Roentgenol, 1996, 167 (1): 105-109.

59. VANSONNENBERG E, CASOLA G, HO M, et al. Difficult thoracic lesions: CT-guided biopsy experience in 150 cases. Radiology, 1988, 167 (2): 457-461.

60. TSUKADA H, SATOU T, IWASHIMA A, et al. Diagnostic accuracy of CT-guided automated needle biopsy of lung nodules. AJR Am J Roentgenol, 2000, 175 (1): 239-243.

61. HENSCHKE C I, YANKELEVITZ D F, NAIDICH D P, et al. CT screening for lung cancer: suspiciousness of nodules according to size on baseline scans. Radiology, 2004, 231 (1): 164-168.

62. BIGELOW R, SMITH R, GOODMAN P A, et al. Needle localization of nonpalpable breast masses. Arch Surg, 1985, 120 (5): 565-569.

63. LEE N K, PARK C M, KANG C H, et al. CT-guided percutaneous transthoracic localization of pulmonary nodules prior to video-assisted thoracoscopic surgery using barium suspension. Korean J Radiol, 2012, 13 (6): 694-701.

64. KARASAKI T, NAKAJIMA J, MURAKAWA T, et al. Video-assisted thoracic surgery lobectomy preserves more latissimus dorsi muscle than conventional surgery. Interact Cardiovasc Thorac Surg, 2009, 8 (3): 316-320.

65. EGRI G, TAKÁTS A. Monoclonal antibodies in the treatment of lung cancer. Eur J Surg Oncol, 2006, 32 (4): 385-394.

66. SCHNEEBAUM S, PAPO J, GRAIF M, et al. Radioimmunoguided surgery

benefits for recurrent colorectal cancer. Ann Surg Oncol，1997，4（5）：371-376.

67. MAGISTRELLI P，D'AMBRA L，BERTI S，et al. Use of india ink during preoperative computed tomography localization of small peripheral undiagnosed pulmonary nodules for thoracoscopic resection. World J Surg，2009，33（7）：1421-1424.

68. CHELLA A，LUCCHI M，AMBROGI M C，et al. A pilot study of the role of TC-99 radionuclide in localization of pulmonary nodular lesions for thoracoscopic resection. Eur J Cardiothorac Surg，2000，18（1）：17-21.

69. 邱宁雷，张治，庄一平，等 . 肺部小结节胸腔镜术前 CT 引导下硬化剂定位的临床应用价值 . 中华胸心血管外科杂志，2012，28（7）：398-400.

70. CIRIACO P，NEGRI G，PUGLISI A，et al. Video-assisted thoracoscopic surgery for pulmonary nodules：rationale for preoperative computed tomography-guided Hookwire localization. Eur J Cardiothorac Surg，2004，25（3）：429-433.

71. 谢宗涛，蔡炜，李芝，等 . 带钩钢丝 CT 引导下肺小结节定位在胸腔镜手术中的应用 . 中华胸心血管外科杂志，2013，29（12）：754-756.

72. 隋锡朝，杨锋，赵辉，等 . 胸腔镜术前肺微小结节磨玻璃影微弹簧圈定位 . 中华胸心血管外科杂志，2014，30（12）：711-714.

73. 杨锋，赵辉，隋锡朝，等 . 微弹簧圈用于肺内单纯磨玻璃影术前定位 . 中华胸心血管外科杂志，2014，30（3）：167-169.

cIA 期非小细胞肺癌治疗方式的选择

近年来，随着医学影像设备的不断更新、低剂量螺旋 CT 在临床中的广泛应用及肺癌筛查计划的推广实施，我国早期肺癌患者的比例逐渐上升。早期非小细胞肺癌的治疗理念及手术切除范围亦发生了相应的变化，主要集中在以下几个方面：基于预后差异的分期改变，治疗方式的选择，以及最佳手术方式的选择。

13. 肺癌 TNM 分期：第 7 版 *vs.* 第 8 版

自 2009 年颁布第 7 版肺癌 TNM 分期后，2017 年国际抗癌联盟、美国癌症联合委员会发布了第 8 版肺癌 TNM 分期。基于 16 个国家的 35 个数据库中的 77 156 份有效病例的预后分析，第 8 版肺癌 TNM 分期在第 7 版基础上对 T 分期进行了更细致地分组。I A（T1a ~ cN0 M0）期改变包括：肿瘤直径 ≤ 3 cm 定义为 T1a ~ c，其中肿瘤直径 ≤ 1 cm 定义为 T1a 期；肿瘤直径 ≤ 2 cm 定义为 T1b 期；肿瘤直径 ≤ 3 cm 定义为 T1c 期。

14. cIA 期非小细胞肺癌的治疗

外科治疗仍是早期非小细胞肺癌最重要的治疗手段，有临床研究报告Ⅰ期非小细胞肺癌患者手术后 5 年生存率达到 70%。然而，随着越来越多小肺癌被发现，对手术方式的选择，如标准的肺叶切除还是范围更小的肺段切除或者肺楔形切除是近年来大家讨论的热点。同时，随着放疗技术的进步，放疗不良反应的减少及效果提升，以立体定向放射治疗为代表的非手术治疗也开始挑战早期肺癌手术治疗的"金标准"地位，并且在手术风险高的患者中取得了令人满意的结果。

（1）肺叶切除术

肺叶切除术最早于 1933 年由 Graham 报道。之后 Cahan 报道了在肺叶切除术基础上加行纵隔淋巴结清扫治疗肺癌。这在随后的几十年里发展成为早期非小细胞肺癌外科治疗的标准术式，证据来源于 1995 年北美肺癌研究小组（Lung Cancer Study Group，LCSG）开展的一项前瞻性随机对照实验。该研究将早期非小细胞肺癌患者随机分为肺叶切除术组和亚肺叶切除术组，最终共有 247 例患者入组，包括 122 例亚肺叶切除术（肺段切除或肺楔形切除）及 125 例肺叶切除术患者，平均随访时间为 4.5 年。结果显示接受亚肺叶切除术的患者局部复发率较肺叶切除术增加 75%，肿瘤相关死亡率增加 30%，总死亡率增加 50%，在围术期死亡率、并发症发生率方面两种手术方式的差异均无统计学意义。尽管这项研究存在一些争议，但由于该研究是目前唯一一项涉及肺叶与亚肺叶切除术比较的随机对照试验，仍奠定了肺叶切除术是早期 NSCLC 的首选术式的地位。

（2）肺段切除术

1973 年，Ensik RJ 首先使用肺段切除术治疗早期肺癌，随后肺段切除术开始被应用于肺癌治疗，并引发了早期肺癌最佳手术方式的讨论。早期临床应用的肺段切除术多为"姑息性"选择，即对于一般状况较差、无法耐受肺叶切除术的患者，为避免过大的手术创伤而采用的妥协性方案。有研究结果表明，对于高危患者，接受肺段切除术与肺叶切除术具有相近的生存率，而死亡风险更低，因此，"姑息性"肺段切除术对手术风险较高的患者是合理的选择。

目前越来越多体积更小、影像学表现为 GGO 相关的早期肺癌被发现。同时根据新的肺腺癌病理分型，一些研究发现影像学表现为 GGO 的病变，其病理改变与异性细胞附壁性生长之间有一致性。而这一类病变的转移率、复发率低，预后好，得益于影像学及病理学研究的发展，对于侵袭性低的早期肺癌，意向性肺段切除术的关注度持续上升。

Tsutani 研究了 383 例接受肺叶切除术和 98 例亚肺叶切除术的早期 NSCLC 患者的预后，结果显示接受肺段切除术和肺叶切除术治疗患者的 3 年无病生存率（91.4% *vs.* 87.3%；P=0.14）和总体生存率（96.9% *vs.* 94.1%；P=0.18）均没有差异。Christopher

进行了一项比较接受亚肺叶切除术或肺叶切除术的早期 NSCLC 患者的总体生存率和无复发生存期的 Meta 分析，共有 12 项试验入选，其中 1078 名可耐受肺叶切除患者接受了亚肺叶切除治疗，另外 1667 名患者接受了肺叶切除治疗，结果显示总体生存率和无复发生存期两组间比较无统计学意义。然而两项基于美国癌症数据库的关于亚肺叶切除与肺叶切除在治疗早期肺癌疗效对比的回顾性研究，分别入组了 13 606 例和 39 403 例样本，均得出了不同的结论：对于 ⅠA 期 NSCLC 患者，肺叶切除术在总体生存率和无瘤生存率上优于亚肺叶切除。2013 年，Liu 进行了一项关于比较肺叶切除术和亚肺叶切除术治疗 T1aN0M0（肿瘤直径≤ 2 cm）期 NSCLC 疗效的 Meta 分析，结果显示无论是总体分析亚肺叶切除组还是单独分析肺段切除术组，其 5 年总体生存率均低于肺叶切除术组。

目前国际上有多项大样本随机对照临床研究正在进行中，其中最令人瞩目的是 JCOG0802/WJOG4607L 和 CALGB/Alliance 140503。JCOG0802/WJOG4607L 是日本临床肿瘤学会于 2009 年开展的关于比较肺段切除术及肺叶切除术治疗早期肺癌的多中心随机对照试验，该研究计划纳入 1100 例早期肺癌患者并随机分配至两组，纳入的对象要求在薄层 CT（thin-section CT）上肿瘤直径≤ 2 cm 且位于肺野外 1/3，同时实性成分 >25%。CALGB/Alliance 140503 是美国国立癌症研究发起的关于比较肺叶切除术和亚肺叶切除术治疗早期肺癌的多中心随机对照试验，该试验将

697 例早期肺癌患者随机分配至肺叶切除组（*n*=357）和亚肺叶切除组（*n*=340；59% 为楔形切除）。该研究纳入患者的肿瘤直径≤ 2 cm，但与 JCOG0802/WJOG4607L 不同的是实验组手术方式包括了肺楔形切除术。2018 年，Altorki 发布了 CALGB/Alliance 140503 的阶段性研究成果，结果显示肺叶切除术和亚肺叶切除术在围术期死亡率及并发症发生率上没有明显差异。未来几年这些研究可以得出一个更客观的结论，将会进一步明确肺段切除术的优劣并规范早期肺癌的外科治疗。

（3）肺楔形切除术

楔形切除术使引流肿瘤周围淋巴的组织残留较多，因此，在肿瘤学意义上对肿瘤的切除不够完整，导致楔形切除术往往伴随着较高的复发率。多项研究表明，肺楔形切除术较肺叶切除术后复发率高、总生存率低，肿瘤学结局较差。2018 年，Xue 进行了一项比较肺楔形切除术与肺段切除术治疗Ⅰ A 期 NSCLC 预后的 Meta 分析，研究纳入 9 篇文献，共 7272 例患者，其中肺段切除术 1735 例，楔形切除术 5154 例，结果表明对于接受肺段切除术和楔形切除术的Ⅰ A 期及最大直径< 1 cm 患者，整体生存期及无复发生存期无统计学差异，然而肿瘤最大直径为 1 ～ 2 cm 的Ⅰ A 期患者，接受肺段切除术后整体生存期更长（*HR*=0.82；*P*=0.02），这表明肺楔形切除术对肿瘤直径为 1 ～ 2 cm 的患者，效果劣于肺段切除术。然而有研究报道楔形切除术与肺段切除术在早期肺癌的治疗中取得了相同的肿瘤学结局，2016 年 Altorki

对 289 例 cⅠA 期肺癌患者进行回顾性分析，其中楔形切除术 160 例、肺段切除术 129 例。结果显示楔形切除术组与肺段切除术组在局部复发率（15% *vs.* 14%；*P*=0.68）及 5 年无复发生存期（51% *vs.* 53%；*P*=0.7）没有明显差异，同时研究发现，尽管肺段切除术组清扫了更多的淋巴结，但是预后无明显差异，这可能和 cⅠA 期肺癌患者极少发生淋巴转移有关。

以往相关研究多为回顾性，目前正在进行的 CALGB/Alliance 140503 是一项大型多中心随机对照试验，其手术方式包括肺段切除术和肺楔形切除术，可以更好地回答两者优劣性的问题。

（4）立体定向放射治疗

早期肺癌患者采取肺叶切除术和立体定向放射治疗（stereotactic body radiation therapy，SBRT）孰优孰劣，是国际肺癌领域近期讨论的热门话题。Timmerman 入组了 59 例肿瘤最大直径≤ 5 cm 的早期 NSCLC 患者，结果显示 3 年无疾病生存率及总体生存率分别为 48.3% 和 55.8%。Andratschke 报道了 93 例无法接受手术治疗而采用 SBRT 的早期 NSCLC 患者的结局，1 年、3 年和 5 年的总体生存率为 79%、38% 和 17%。Nagata 报道了 JCOG0403 试验的结果，该研究入组了 169 例无法手术或手术风险较高的 T1N0M0 期 NSCLC 患者，其中 100 例无法手术患者的 3 年总体生存率为 59.9%，而 69 例手术风险较高患者的 3 年总体生存率达到了 76.5%。

近年来，一些研究提示 SBRT 治疗早期 NSCLC 的疗效与手术相似，Ackerson 报道了 221 例接受亚肺叶切除术（105 例楔形切除，46 例肺段切除）或 SBRT（70 例）治疗的早期 NSCLC 患者的结局，手术和 SBRT 的 3 年局部复发率无明显差异（10% *vs.* 15%，*P*=0.71）。在总体生存期方面，手术组获得了更好的结果，但是肿瘤相关无病生存期没有差异（60% *vs.* 65%，*P*=0.84），并且在调整了基线中相关的预后影响因素后，手术和 SBRT 在总体生存期上没有差异（*HR*=1.20，95% *CI*：0.74 ～ 1.95，*P*=0.46），这与更早一些的研究结果类似，说明了 SBRT 相对较低的生存期是由患者一般状况较差等因素带来的。

以上均为回顾性和观察性研究，证据等级较低。2015 年，Chang 汇总分析了 2 项对比 SBRT 和手术治疗可手术期 NSCLC 效果的随机对照研究，研究结果表明 SBRT 组的 3 年生存率（95% *vs.* 79%，*P*=0.037）优于手术组，而 3 年无复发生存率（86% *vs.* 80%；*P*=0.54）没有差异。但该研究结果遭到了绝大部分外科医生的质疑，主要是由于该研究样本量小，随访时间短且手术方式包含了肺叶切除术及开胸手术，这些都使得该研究结论的证据等级下降，不宜大范围推广。目前 VALOR 和 SABRTooth 等随机对照试验正在进行，在研究结果出来之前还很难定论手术及 SBRT 的优劣。

2017 年，美国放射肿瘤协会（American Society for Therapeutic Radiology and Oncology，ASTRO）发布了 SBRT 早期肺癌的新

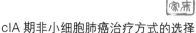

临床指导指南。SBRT 已成为不能手术的外周局部肺癌患者的标准治疗方案。新指南总结了适合 SBRT 治疗的高风险、不能手术的患者特征。

15. 影响 cⅠA 期肺癌手术方式的因素

（1）肿瘤大小

肿瘤最大直径是影响肺癌患者术后生存期的重要因素，手术切除范围对于 cⅠA 期 NSCLC 患者的预后是否有影响仍存在争议。Yendamuri 对 SEER 数据库中≤ 2 cm 的 NSCLC 患者资料进行分析。结果显示对于直径≤ 2 cm 的 NSCLC，与亚肺叶切除术组相比，肺叶切除术组的生存优势随着时间的推移正在逐渐缩小，2005—2008 年肺叶切除术组在无病生存期及总体生存期上的生存优势已经消失。

目前亚肺叶切除应用于肿瘤直径多大的患者才可以取得同肺叶切除术相近的肿瘤治疗效果没有定论，大多数研究认为 2 cm 是一个合适的界限。2005 年，Okada 回顾性分析了连续手术治疗的 1272 例（323 例肿瘤直径≤ 2 cm，368 例肿瘤直径为 2.1 ～ 3 cm）NSCLC 患者的预后，结果显示对于肿瘤直径≤ 2cm 和肿瘤直径 2.1 ～ 3 cm 的患者，采用肺叶切除术（92.4%；87.4%）、肺段切除术（96.7%；84.6%）或肺楔形切除术（85.7%；39.4%）的 5 年肿瘤特异性生存率不同。Fernando 的研究得到了相似的结论，他们对直径＜ 2 cm 的患者进行回顾性分析，结果显示亚肺叶切除术和肺叶切除术患者的预后无明显差异。而对于直径在 2 ～ 3 cm 的肿瘤，行肺叶切除术的患者生存率显著高于亚肺叶切除术。然而也有研究认为对于肿瘤直径≤ 3 cm 的 NSCLC 患者，采用肺段切除术和肺叶切除术可取得同样的效果。

（2）年龄

高龄并不是肺癌外科治疗的禁忌证，但高龄患者往往合并有许多基础疾病，如慢性阻塞性肺病、高血压、冠心病和糖尿病等，这导致他们对手术打击的耐受能力降低。2005 年，Mery 通过回顾 SEER 数据库中 14 555 例数据，比较肺叶切除术、全肺切除术及亚肺叶切除术在不同年龄组的治疗效果，结果显示在 75 岁及以上人群中亚肺叶切除术与肺叶切除术的长期生存率相似，进一步的分析提示肺叶切除术的优势在年龄＞ 71 岁以上患者中已消失。2010 年，Okami 将 764 例早期 NSCLC 患者根据年龄分为老年组（年龄≥ 75 岁，133 例）和非老年组（年龄＜ 75 岁，631 例），研究不同手术范围对他们预后的影响。结果显示对于非老年组患者肺叶切除术 5 年生存率优于亚肺叶切除术组（64.0% *vs.* 90.9%；$P ＜ 0.0001$），而老年组患者则没有统计学差异（67.6% *vs.* 74.3%；$P=0.92$）。2015 年 Veluswamy 通过 SEER 数据库分析 65 岁以上、肿瘤直径≤ 2 cm 的肺腺癌患者，结果表明肺叶切除术和肺段切除术的总体生存期相似，但要优于肺楔形切除术。

以上研究均提示对于高龄患者，不同的手术方式带来的肿瘤学结局差异不大。对于年龄较大的 cⅠA 期肺癌患者，出于减少围术期并发症的目的而采用亚肺叶切除术是一种合理的选择。2016 年，王俊等人开展了目前唯一一项对比亚肺叶切除术和肺叶切除术在高龄 T1N0M0 期 NSCLC 患者预后的多中心随机对照试验，该研究计划入组 339 例年龄 ≥ 70 岁患者，研究终点包括围术期并发症、死亡率、复发率、总体生存期和肺功能等。相比以往的研究，该试验可以对老年患者在手术方式的选择上给出更高级别的证据。

（3）肺功能

肺功能检查是肺部手术风险评估中最重要的内容，也是定义肺部手术高危患者的主要指标。一般来说，对于 1 秒用力呼气容积（forced expiratory volume in one second，FEV_1）＜ 1 L、肺一氧化碳弥散功能（diffusion capacity for carbon monoxide of lung，DLCO）占预测值＜ 60% 的患者应避免行手术切除范围较大的肺叶切除术，而采用亚肺叶切除术甚至非手术治疗方案。近年来预测术后肺功能（predicted postoperative lung function，PPO lung fucntion）成为更为可靠的术后并发症预测指标，对于 PPO FEV_1 或 PPO DLCO ＜ 30% 的患者尽量选择亚肺叶切除术。采用以上标准主要是出于减少围术期并发症及死亡率的考虑。

（4）病理类型及磨玻璃影占肿瘤比例

肺癌的病理分型对预后有很大影响，然而在术前很难对肺腺癌的具体分型（原位腺癌、微浸润性腺癌、浸润性腺癌）作出判断。近年来，有研究发现肺腺癌的影像学表现与病理类型有一定相关性，可以在术前通过影像学的特征来预测肿瘤的侵袭性。

GGO 是肺内局灶性、结节状、淡薄密度增高影，影像学上表现为 pGGO 的肺癌，其病理分型常为原位腺癌，这一类型的肺癌发生淋巴转移可能性低，预后好，手术后 5 年生存率接近 100%。而 mGGO 亚实性成分为附壁生长的异性细胞，实性成分则为浸润性病变，有研究表明肿瘤的 GGO 成分越少，其恶性程度越高，转移复发的可能性也越大。

Tsutani 等研究了 610 例行手术治疗的 cIA 期肺腺癌患者，其中 239 例的影像学表现以 GGO 为主（GGO 成分 > 50%），这些患者分别行肺叶切除术、肺段切除术及楔形切除术，术后 3 年无复发生存率没有统计学差异（96.4% *vs.* 96.1% *vs.* 98.7%）。Su 等回顾分析了接受手术治疗的 245 例影像学表现为 GGO 的 cⅠA 期肺腺癌患者，该研究根据肿瘤在 CT 肺窗上实性成分所占比例（consolidation/ tumor，C/T）将患者分为 GGO 占优组（C/T ≤ 0.5，*n*= 179）和实性成分占优组（C/T > 0.5，*n*= 66）。结果显示 GGO 占优组的 5 年无复发生存率高于实性成分占优组（98% *vs.* 87%；$P < 0.001$）。多因素分析显示 C/T 值 > 0.5 是 cIA 期肺腺癌患者肿瘤复发的独立危险因素（$HR=9.47$；$P=0.009$），并且在 GGO 占优组中，肿瘤复发与手术方式采用肺叶切除还是亚肺叶切除无关。鉴于已发表的文献，NCCN 指南推荐肿瘤直径 < 2 cm 且 GGO 成分超过 50% 时，可采用肺段切除术。

（5）切缘

cⅠA 期 NSCLC 的根治性手术治疗要求做到 R0 切除即切缘细胞学阴性，理论上切缘距离越大，获得 R0 切除的可能性就越大，然而对于切缘距离是否影响预后，目前仍然没有定论。肺组织切缘距肿瘤边缘的距离与肿瘤直径的比（M/T）是影响局部复发率的重要因素。2012 年，Sawabata 等在一项研究中指出，周围型肿瘤的亚肺叶切除可通过 M/T ≥ 1 保证切缘阴性，随着边缘距离的增加，局部复发的风险下降。Mohiuddin 回顾性分析了接受楔形切除的 T1a 期（肿瘤直径≤ 2 cm）NSCLC 患者切缘距离对局部复发率的影响，结果发现切缘距离是局部复发的危险因素，在 1.5 cm 的切缘距离内，切除范围的增加与局部复发率呈负相关，而更多的切除则没有获益，对于亚肺叶切除术来说，1.5 cm 是足够的切缘距离。

因此，选择手术方式时，能否获得满意的切缘是必须要考虑的因素，若术前评估使用亚肺叶切除术达不到切缘距离≥ 2 cm 或 M/T > 1，抑或是术中快速冰冻病理提示则切缘阳性，则应该施行肺叶切除术。

（6）多原发肺癌

多原发肺癌（multiple primary lung cancers，MPLC）分为同时性多原发肺癌（synchronous multiple primary lung cancers，sMPLC）和异时性多原发肺癌（metachronous multiple primary lung cancers，mMPLC）。目前对于 MPLC 的诊断标准并不统

中国医学临床百家

一，大多采用 Martin 在 1975 年提出的定义。根据 Martin 标准和 IALSC 关于多发性肺占位的分型，MPLC 等价于第二原发性肺癌（second primary lung cancer）、多发性 GGN（multifocal GG/L nodules）和肺炎型腺癌（pneumonic-type adenocarcinoma）。

针对多原发肺癌的治疗尚无统一意见，ACCP 治疗指南对于 sMPLC 和 mMPLC 均推荐行根治性手术治疗。MPLC 的手术策略复杂，对于原发肿瘤已经行肺叶切除的 mMPLC，亚肺叶切除可以改善患者生活质量，降低术后并发症及死亡率；sMPLC 的手术选择更多，包括单肺叶切除术、双肺叶切除术、单肺叶＋亚肺叶切除术，甚至全肺切除术。由于影响 MPLC 生存期的变量较多，既往研究样本量小、混杂因素多，目前尚无对不同治疗方式进行比较的循证医学证据，c I A 期 MPLC 手术方式的研究更少。有学者认为对于所有肿瘤位于同一肺叶的 c I A 期 MPLC，手术方式应以肺叶切除术为最佳选择。当肿瘤位于同侧不同肺叶或对侧时，可以优先考虑行肺叶切除术联合亚肺叶切除术，或者多个亚肺叶切除术以期实现根治性手术切除目的。

（张真榕　张钊华）

参考文献

1. GOLDSTRAW P，CHANSKY K，CROWLEY J，et al. The IASLC lung cancer staging project：proposals for revision of the TNM stage groupings in the forthcoming

(eighth) edition of the TNM classification for lung cancer. J Thorac Oncol, 2016, 11 (1):
39-51.

2. RAMI-PORTA R, BOLEJACK V, CROWLEY J, et al. The IASLC lung cancer staging project: proposals for the revisions of the t descriptors in the forthcoming eighth edition of the TNM classification for lung cancer. J Thorac Oncol, 2015, 10 (7): 990-1003.

3. GALETTA D, BORRI A, CASIRAGHI M, et al. Outcome and prognostic factors of resected non-small-cell lung cancer invading the diaphragm. Interact Cardiovasc Thorac Surg, 2014, 19 (4): 632-636.

4. SILVESTRI G A. CT screening for lung cancer. N Engl J Med, 2007, 356 (7): 745-747.

5. ABERLE D R, DEMELLO S, BERG C D, et al. Results of the two incidence screenings in the national lung screening trial. N Engl J Med, 2013, 369 (10): 920-931.

6. LIM E, BALDWIN D, BECKLES M, et al. Guidelines on the radical management of patients with lung cancer. Thorax, 2010, 65 (Suppl 3): iii1-27.

7. CAHAN W G. Radical lobectomy. J Thorac Cardiovasc Surg, 1960, 39: 555- 572.

8. GINSBERG R J, RUBINSTEIN L V. Randomized trial of lobectomy versus limited resection for t1 n0 non-small cell lung cancer. Lung Cancer Study Group. Ann Thorac Surg, 1995, 60 (3): 615-623.

9. R J JENSIK, L P FABER, F J MILLOY, et al. Segmental Resection for Lung

中国医学临床百家

Cancer. A Fifteen-Year Experience. J Thorac Cardiovasc Surg, 1973, 66 (4):
563- 572.

10. BACH P B, CRAMER L D, WARREN J L, et al. Racial differences in the treatment of early-stage lung cancer. N Engl J Med, 1999, 341 (16): 1198-1205.

11. TRAVIS W D, BRAMBILLA E, NOGUCHI M, et al. International association for the Study of Lung Cancer/American Thoracic Society/European Respiratory Society international multidisciplinary classification of lung adenocarcinoma. J Thorac Oncol, 2011, 6 (2): 244-285.

12. CHAE H D, PARK C M, PARK S J, et al. Computerized texture analysis of persistent part-solid ground-glass nodules: differentiation of preinvasive lesions from invasive pulmonary adenocarcinomas. Radiology, 2014, 273 (1): 285-293.

13. VANSCHIL P E, ASAMURA H, RUSCH V W, et al. Surgical implications of the new iaslc/ats/ers adenocarcinoma classification. Eur Respir J, 2012, 39 (2): 478-486.

14. TSUTANI Y, MIYATA Y, NAKAYAMA H, et al. Oncologic outcomes of segmentectomy compared with lobectomy for clinical stage IA lung adenocarcinoma: propensity score-matched analysis in a multicenter study. J Thorac Cardiovasc Surg, 2013, 146 (2): 358-364.

15. CAO C, GUPTA S, CHANDRAKUMAR D, et al. Meta-analysis of intentional sublobar resections versus lobectomy for early stage non- small cell lung cancer. Ann Cardiothorac Surg, 2014, 3 (2): 134-141.

16. KHULLAR O V, LIU Y, GILLESPIE T, et al. Survival after sublobar

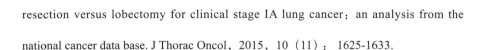

resection versus lobectomy for clinical stage IA lung cancer: an analysis from the national cancer data base. J Thorac Oncol, 2015, 10 (11): 1625-1633.

17. SPEICHER P J, GU L, GULACK B C, et al. Sublobar resection for clinical stage IA non-small-cell lung cancer in the United States. Clin Lung Cancer, 2016, 17 (1): 47-55.

18. LIU Y, HUANG C, LIU H, et al. Sublobectomy versus lobectomy for stage IA (T1a) non-small-cell lung cancer: a meta- analysis study. World J Surg Oncol, 2014, 12: 138.

19. NAKAMURA K, SAJI H, NAKAJIMA R, et al. A phase III randomized trial of lobectomy versus limited resection for small-sized peripheral non-small cell lung cancer (JCOG0802/WJOG4607L) . Jpn J Clin Oncol, 2010, 40 (3): 271-274.

20. ALTORKI N K, WANG X, WIGLE D, et al. Perioperative mortality and morbidity after sublobar versus lobar resection for early-stage non-small-cell lung cancer: post-hoc analysis of an international, randomised, phase 3 trial (CALGB/Alliance 140503) . Lancet Respir Med, 2018, 6 (12): 915-924.

21. YOSHIDA J, ISHII G, YOKOSE T, et al. Possible delayed cut-end recurrence after limited resection for ground-glass opacity adenocarcinoma, intraoperatively diagnosed as noguchi type b, in three patients. J Thorac Oncol, 2010, 5 (4): 546-550.

22. XUE W, DUAN G, ZHANG X, et al. Meta-analysis of segmentectomy versus wedge resection in stage ia non-small-cell lung cancer. Onco Targets Ther, 2018, 11: 3369-3375.

23. ALTORKI N K, KAMEL M K, NARULA N, et al. Anatomical segmentectomy and wedge resections are associated with comparable outcomes for patients with small cT1N0 non-small cell lung cancer. J Thorac Oncol, 2016, 11 (11): 1984-1992.

24. TIMMERMAN R, PAULUS R, GALVIN J, et al. Stereotactic body radiation therapy for inoperable early stage lung cancer. JAMA, 2010, 303 (11): 1070-1076.

25. ANDRATSCHKE N, ZIMMERMANN F, BOEHM E, et al. Stereotactic radiotherapy of histologically proven inoperable stage I non-small cell lung cancer: patterns of failure. Radiother Oncol, 2011, 101 (2): 245-249.

26. NAGATA Y, HIRAOKA M, SHIBATA T, et al. Prospective trial of stereotactic body radiation therapy for both operable and inoperable T1N0 M0 Non-small cell lung cancer: japan clinical oncology group study JCOG0403. Int J Radiat Oncol Biol Phys, 2015, 93 (5): 989-996.

27. ACKERSON B G, TONG B C, HONG J C, et al. Stereotactic body radiation therapy versus sublobar resection for stage I NSCLC. Lung Cancer, 2018, 125: 185-191.

28. CHANG J Y, SENAN S, PAUL M A, et al. Stereotactic ablative radiotherapy versus lobectomy for operable stage I non-small-cell lung cancer: a pooled analysis of two randomised trials. Lancet Oncol, 2015, 16 (6): 630-637.

29. MVIDETIC G M, DONINGTON J, GIULIANI M, et al. Stereotactic body radiation therapy for early-stage non-small cell lung cancer: executive summary of an astro evidence-based guideline. Pract Radiat Oncol, 2017, 7 (5): 295-301.

中国医学临床百家

30. YENDAMURI S, SHARMA R, DEMMY M, et al. Temporal trends in outcomes following sublobar and lobar resections for small （≤ 2 cm） non-small cell lung cancers-a surveillance epidemiology end results database analysis. J Surg Res, 2013, 183 (1)：27-32.

31. OKADA M, NISHIO W, SAKAMOTO T, et al. Effect of tumor size on prognosis in patients with non-small cell lung cancer：the role of segmentectomy as a type of lesser resection. J Thorac Cardiovasc Surg, 2005, 129 (1)：87-93.

32. FERNANDO H C, SANTOS R S, BENFIELD J R, et al. Lobar and sublobar resection with and without brachytherapy for small stage IA non-small cell lung cancer. J Thorac Cardiovasc Surg, 2005, 129 (2)：261-267.

33. MERY C M, PAPPAS A N, BUENO RL, et al. Similar long-term survival of elderly patients with non-small cell lung cancer treated with lobectomy or wedge resection within the surveillance, epidemiology, and End Results Database. Chest, 2005, 128 (1)：237-245.

34. OKAMI J, ITO Y, HIGASHIYAMA M, et al. Sublobar resection provides an equivalent survival after lobectomy in elderly patients with early lung cancer. Ann Thorac Surg, 2010, 90 (5)：1651-1656.

35. VELUSWAMY R, EZER N, MHANGO G, et al. Limited resection versus lobectomy for older patients with early-stage lung cancer：impact of histology. J Clin Oncol, 2015, 33 (30)：3447-3453.

36. YANG F, SUI X, CHEN X Y, et al. Sublobar resection versus lobectomy in surgical treatment of elderly patients with early-stage non- small cell lung cancer

(STEPS): study protocol for a randomized controlled trial. Trials, 2016, 17: 191.

37. KEENAN R J, LANDRENEAU R J, MALEYJR R H, et al. Segmental resection spares pulmonary function in patients with stage I Lung cancer. Ann Thorac Surg, 2004, 78 (1): 228-233.

38. KIM S J, LEE Y J, PARK J S, et al. Changes in pulmonary function in lung cancer patients after Video-Assisted thoracic surgery. Ann Thorac Surg, 2015, 99 (1): 210-217.

39. YOSHIMOTO K, NOMORI H, MORI T, et al. A segmentectomy of the right upper lobe has an advantage over a right upper lobectomy regarding the preservation of the functional volume of the right middle lobe: analysis by perfusion single-photon emission computed tomography/computed tomography. Surg Today, 2010, 40 (7): 614-619.

40. KASHIWABARA K, SASAKI J I, MORI T, et al. Relationship between functional preservation after segmentectomy and volume- reduction effects after lobectomy in stage I Non-small cell lung cancer patients with emphysema. J Thorac Oncol, 2009, 4 (9): 1111-1116.

41. SUZUKI H, MORIMOTO J, MIZOBUCHI T, et al. Does Segmentectomy really preserve the pulmonary function better than lobectomy for patients with early-stage lung cancer? Surg Today, 2017, 47 (4): 463-469.

42. DENG B, CASSIVI S D, ANDRADE M D, et al. Clinical outcomes and changes in lung function after segmentectomy versus lobectomy for lung cancer cases. J Thorac Cardiovasc Surg, 2014, 148 (4): 1186-1192.

43. HANSELL D M, BANKIER A A, MACMAHON H, et al. Fleischner Society: glossary of terms for thoracic imaging. Radiology, 2008, 246 (3): 697-722.

44. YAMATO Y, TSUCHIDA M, WATANABE T, et al. Early results of a prospective study of limited resection for bronchioloalveolar adenocarcinoma of the lung. Ann Thorac Surg, 2001, 71 (3): 971-974.

45. BERRY M F, GAO R, KUNDER C A, et al. Presence of even a small ground-glass component in lung adenocarcinoma predicts better survival. Clin Lung Cancer, 2018, 19 (1): e47-e51.

46. TSUTANI Y, MIYATA Y, NAKAYAMA H, et al. Appropriate sublobar resection choice for ground glass opacity-dominant clinical stage IA lung adenocarcinoma: wedge resection or segmentectomy. Chest, 2014, 145 (1): 66-71.

47. SU H, DAI C, XIE H, et al. Risk Factors of recurrence in patients with clinical stage IA adenocarcinoma presented as ground- glass nodule. Clin Lung Cancer, 2018, 19 (5): e609-e617.

48. MOHIUDDIN K, HANEUSE S, SOFER T, et al. Relationship between margin distance and local recurrence among patients undergoing wedge resection for small (≤ 2 cm) non-small cell lung cancer. J Thorac Cardiovasc Surg, 2014, 147 (4): 1169-1177.

49. MARTINI N, MELAMED M R. Multiple primary lung cancers. J Thorac Cardiovasc Surg, 1975, 70 (4): 606-612.

50. DETTERBECK F C, NICHOLSON A G, FRANKLIN W A, et al. The IASLC

lung cancer staging project: summary of proposals for revisions of the classification of lung cancers with multiple pulmonary sites of involvement in the forthcoming eighth edition of the TNM classification. J Thorac Oncol, 2016, 11 (5): 639-650.

51. ADEBONOJO S A, MORITZ D M, DANBY C A. The results of modern surgical therapy for multiple primary lung cancers. Chest, 1997, 112 (3): 693-701.

52. CHANG Y L, WU C T, LEE Y C . Surgical Treatment of synchronous multiple primary lung cancers: experience of 92 patients. J Thorac Cardiovasc Surg, 2007, 134 (3): 630-637.

中
国
医
学
临
床
百
家

肺癌外科淋巴结清扫与采样

外科治疗是肺癌综合治疗的重要组成部分，影响术后生存率的主要因素是术后的复发和转移。其中淋巴结局部复发和转移是肺癌常见的复发和转移模式，对肺癌的预后起着很大的影响，因此淋巴结切除方式是肺癌手术的重要内容。目前对采取淋巴结清扫（lymph node dissection，LND）还是淋巴结采样（lymph node sampling，LNS）仍存在很大争议。

欧洲胸外科医师学会（European Society of Thoracic Surgeons，ESTS）定义的系统性淋巴结清扫，指系统性清除解剖标志内包含淋巴结在内的所有纵隔组织，要求至少切除 3 站纵隔淋巴结，并且其中必须包括隆突下淋巴结，除纵隔淋巴结以外，肺门和肺内淋巴结也必须一并切除。而系统性淋巴结采样，系统性切取几枚预先选定的区域内的淋巴结，不做完全的淋巴结清扫。淋巴结采样切除的淋巴结站数及个数波动较大。

针对纵隔淋巴结切除方式，美国、欧洲、日本有不同倾向。

NCCN 指南建议手术中淋巴结的清扫应常规做肺内及肺外淋巴结的切除，并要求至少完成 3 站以上的纵隔淋巴结取样或者完整切除。对于没有淋巴结转移的早期肺癌的系统性淋巴结采样也是容许的，对于每一站淋巴结应至少采样 1 个以上淋巴结，右侧的肺癌应采样右侧第 2、第 4、第 7、第 8、第 9 站淋巴结，左侧的肺癌应采样左侧第 4、第 5、第 6、第 7、第 8、第 9 站淋巴结。对于纵隔淋巴结有转移的肺癌患者应做系统性的同侧淋巴结清扫。ESTS 指南推荐对所有肺癌患者行系统性淋巴结的清扫或者采样，特别是在 N2 的患者中，系统性的淋巴结评估会比选择性淋巴结评估带来更准确的分期及生存上的获益，在理想状态下建议行完整的淋巴结及周围组织的切除，总的要求肺癌手术中切除的淋巴结数目应大于 6 个。对于术中评估 3 站以上特定区域淋巴结是阴性的患者可不加做额外的淋巴结清扫，例如右上、中肺癌第 2、第 4 和第 7 组术中冰冻阴性，右下肺癌第 4、第 7、第 8、第 9 组阴性，左上肺癌第 5、第 6、第 7 组阴性，左下肺癌第 7、第 8、第 9 组阴性。日本也推荐系统性淋巴结清扫，但对于早期肺癌，可根据不同位置肺癌的淋巴结转移规律，行选择性淋巴结清扫。根据肿瘤的原发部位，清扫各肺叶特异性淋巴引流区域淋巴结（肺门 + 纵隔淋巴结及其周围组织），术中快速冰冻病理检查，如特异性淋巴引流区域淋巴结病理检查结果显示无淋巴结转移，及时终止切除其他部位纵隔淋巴结，如特异性淋巴引流区域病理检查结果显示存在淋巴结转移，则需进一步切除其他部位淋巴结（实施系统性淋巴结清扫）。这一方式既避免了淋巴结采样过程中遗漏可能发生转移的淋巴结，同时又减少了淋巴结清扫程度，保留了大部分淋巴结的引流功能。

选择淋巴结清扫还是采样，主要需要考虑以下 3 点：①手术创伤和并发症是否有差异；②能否提高分期准确性；③是否能够转化为生存获益。既往争论主要由于不同研究报道的结果不一致，但大部分结论均来自于回顾性研究，前瞻性随机对照研究极少，研究结果的准确性有待商榷。

随着胸腔镜技术的成熟和能量器械的广泛应用，对于肺癌患者无论采取纵隔淋巴结清扫术还是采样术，对患者的创伤都有很大的减小，术后并发症也显著减少。迄今为止最大的前瞻性随机对照研究 ACOSOG Z0030 临床试验结果提示，淋巴结清扫组在术中失血及手术时间上比淋巴结采样组多，但两组在胸管引流量、带管时间、住院时间上并无差异，淋巴结清扫组并发症出现率为37.9%，淋巴结采样组为 38.6%，并无统计学差异；淋巴结清扫组围手术期死亡率为 0.76%，淋巴结采样组为 2.0%，也无统计学差异。Izbicki 等研究提示淋巴结清扫会增加患者手术时间，但不增加术后并发症的发生率及围手术期死亡率。Keller 等研究表明两者在手术时间、术中失血及胸管引流量等方面无统计学差异。Doddoli 等研究表明淋巴结清扫组术后死亡率为 3.1%，淋巴结采样组为 2.4%，无统计学差异；两组并发症包括房颤、乳糜胸、呼吸衰竭、神经损伤、急性呼吸窘迫综合征等也无统计学差异。

临床分期与病理分期的生存率具有差异性，因而准确的淋巴结分期非常重要。淋巴结清扫能够使分期更加准确，淋巴结采样可能导致分期下降的可能，进而在生存率的分析上会出现有利于淋巴结清扫的现象。Izbicki 等研究表明淋巴结清扫组与淋巴结采样组在 N2 检出率上无显著差异，但是对于多组 N2 检出率分别为 59% 与 17%。Keller 等研究同样证实在淋巴结清扫组多组 N2 淋巴结检出率为 30%，而淋巴结采样组仅为 12%，两者有明显的统计学差异性。系统性淋巴结清扫能够给患者带来更准确的分期，并提供机会性术后辅助治疗。

对于两种淋巴结切除方式的最大争议在于淋巴结清扫能否提高远期生存。ACOSOG Z0030 研究经过中位 6.5 年的随访，淋巴结清扫组和采样组中位生存时间、5 年无病生存率的差异均无统计学意义，该结果与其特殊的研究设计有关，入选患者术前检查提示纵隔淋巴结与肺门淋巴结阴性，其中 I 期患者占 80% 以上，得出系统清扫并不能够增加早期（T1 ～ 2 N0 ～ 1）NSCLC 患者的总体生存率，但对于其他稍偏晚期非小细胞肺癌患者，系统性淋巴结清扫意义可能更大。对于中晚期肺癌，淋巴结转移概率较高，淋巴结清扫有利于切除潜在的转移淋巴结。既往报道 II 期和 III A 期 NSCLC 行淋巴结清扫的远期生存均优于淋巴结采样，差异有统计学意义。一项研究也显示 III 期患者接受淋巴结清扫者中位生存期显著优于淋巴结采样者，多因素分析显示淋巴结清扫是预后有利因素。因此，对于中晚期 NSCLC，淋巴结清扫比采样有生存获益的优势。而随着 CT 筛查出的早期肺癌越来越多，其淋巴结转移率较低，淋巴结清扫能否使早期 NSCLC 患者生存获益争议较大。在 ACOSOG Z0030 研究中对于 T1～2 期 NSCLC，淋巴结采样可获得和清扫相似的预后。Hughes 等报道临床 I 期 NSCLC 两种淋巴结切除方式对生存的影响无显著差异。对 I～ⅢA 期 NSCLC 的荟萃分析表明，淋巴结清扫和采样在总生存率、无病生存率方面无显著差异，可在早期 NSCLC 中推荐进行淋巴结采样。但另几项研究却发现淋巴结清扫可使临床 I 期 NSCLC 患者生存获益。进一步将临床 I 期 NSCLC 进行分层分析发现，肿瘤直径≤ 2 cm 的 NSCLC 两种淋巴结切除方式在总生存率和复发率上无显著差异，肿瘤直径在 2～3 cm 的 NSCLC，淋巴结清扫比采样更能使患者生存获益。

现阶段不同地区和不同的指南对于淋巴结切除方式的选择各有差异，规范的淋巴结清扫仍是主流术式，为术后分期提供最有力的证据，使病理分期更准确，尤其对于中期及局部晚期肺癌，淋巴结清扫显得更为必要。随着胸部 CT 筛查的普及，尤其是薄层螺旋 CT 的应用，越来越多的早期肺癌被发现，而早期肺癌选用何种淋巴结切除方式仍需讨论，淋巴结转移风险较高者可选择淋巴结清扫，风险较低者如肿瘤直径不超过 2 cm、磨玻璃成分为主可选择淋巴结采样。未来淋巴结切除方式的合理选择仍需要大规模的临床试验进一步明确和完善。

（强光亮）

参考文献

1. LARDINOIS D, LEYN P D, SCHIL P V, et al. ESTS Guidelines for intraoperative lymph node staging in non-small cell lung cancer. Eur J Cardiothorac Surg, 2006, 30 (5): 787-792.

2. KURZROCK R, COLEVAS A D, SZANSKI A O, et al. NCCN oncology research program's investigator steering committee and NCCN best practices committee molecular profiling surveys. J Natl Compr Canc Netw, 2015, 13 (11): 1337-1346.

3. OKADA M, TSUBOTA N, YOSHIMURA M, et al. Proposal for reasonable mediastinal lymphadenectomy in bronchogenic carcinomas: role of subcarinal nodes in selective dissection. J Thorac Cardiovasc Surg, 1998, 116 (6): 949-953.

4. ASAMURA H, NAKAYAMA H, KONDO H, et al. Lobe-specific extent of systematic lymph node dissection for non-small cell lung carcinomas according to a retrospective study of metastasis and prognosis. J Thorac Cardiovasc Surg, 1999, 117 (6): 1102-1111.

5. OKADA M, SAKAMOTO T, YUKI T, et al. Selective mediastinal lymphadenectomy for clinico-surgical stage I Non-small cell lung cancer. Ann Thorac Surg, 2006, 81 (3): 1028-1032.

6. ADACHI H, SAKAMAKI K, NISHII T, et al. Lobe-Specific lymph node dissection as a standard procedure in surgery for non-small cell lung cancer: a propensity score matching study. J Thorac Oncol, 2017, 12 (1): 85-93.

7. ADACHI H, MAEHARA T, NAKAYAMA H, et al. Mediastinal lymph node dissection in surgical treatment for early stage non-small-cell lung cancer: lobe-specific or systematic? J Thorac Dis, 2017, 9 (9): 2728-2731.

8. ALLEN M S, DARLING G E, PECHET T T, et al. Morbidity and mortality of major pulmonary resections in patients with early-stage lung cancer: initial results of the randomized, prospective ACOSOG Z0030 trial. Ann Thorac Surg, 2006, 81 (3): 1013-1020.

9. IZBICKI J R, THETTER O, HABEKOST M, et al. Radical systematic mediastinal lymphadenectomy in non-small cell lung cancer: a randomized controlled trial. Br J Surg, 1994, 81 (2): 229-235.

10. KELLER S M, ADAK S, WAGNER H, et al. Mediastinal lymph node dissection improves survival in patients with stages II and IIIA non-small cell lung cancer. eastern cooperative oncology group. Ann Thorac Surg, 2000, 70 (2): 358-366.

11. DODDOLI C, ARAGON A, BARLESI F, et al. Does the extent of lymph node dissection influence outcome in patients with stage i non-small-cell lung cancer? Eur J Cardiothorac Surg, 2005, 27 (4): 680-685.

12. DARLING G E, ALLEN M S, DECKER P A, e t al. Randomized trial of mediastinal lymph node sampling versus complete lymphadenectomy during pulmonary resection in the patient with N0 or N1 (less than hilar) non-small cell carcinoma: results of the American College of Surgery Oncology Group Z0030 trial. J Thorac Cardiovasc Surg, 2011, 141 (3): 662-670.

13. MENG D, ZHOU Z Y, WANG Y Q, et al. Lymphadenectomy for clinical early-stage non-small-cell lung cancer: a systematic review and meta- analysis. Eur J Cardiothorac Surg, 2016, 50 (4): 597-604.

14. WU Y L, HUANG Z F, WANG S Y, et al. A randomized trial of systematic nodal dissection in resectable non-small cell lung cancer. Lung Cancer,2002,36(1): 1-6.

15. ZHANG G Q, HAN F, GAO S L, et al. Two patterns of mediastinal lymph

node resection for non-small cell lung cancer of stage IIIA： survival analysis of 219 cases. Ai Zheng, 2007, 26 (5)：519-523.

16. HUGHES M J, CHOWDHRY M F, WOOLLEY S M, et al. In patients undergoing lung resection for non-small cell lung cancer, is lymph node dissection or sampling superior? Interact Cardiovasc Thorac Surg, 2011, 13 (3)：311-315.

17. HUANG X F, WANG J M, CHEN Q, et al. Mediastinal lymph node dissection versus mediastinal lymph node sampling for early stage non- small cell lung cancer：a systematic review and meta-analysis. PLoS One, 2014, 9 (10)：e109979.

18. 苏晓东, 王欣, 戎铁华, 等 . 纵隔淋巴结清扫对 I 期非小细胞肺癌预后的影响 . 中华外科杂志, 2007, 45 (22)：1543-1545.

19. SU X, WANG X, LONG H, et al. Mediastinal lymph node dissection affects survival in patients with stage I non-small cell lung cancer. Thorac Cardiovasc Surg, 2008, 56 (4)：226-230.

20. JEON H W, MOON M H, KIM K S, et al. Extent of removal for mediastinal nodal stations for patients with clinical stage i non-small cell lung cancer：effect on outcome. Thorac Cardiovasc Surg, 2014, 62 (7)：599- 604.

21. SUGI K, NAWATA K, FUJITA N, et al. Systematic lymph node dissection for clinically diagnosed peripheral non-small-cell lung cancer less than 2 cm in diameter. World J Surg, 1998, 22 (3)：290-295.

22. YANG S T, MAO F, PAN Y, et al. Lymph node dissection and survival in patients with early stage nonsmall cell lung cancer：a 10-year cohort study. Medicine (Baltimore), 2017, 96 (43)：e8356.

23. 马锴, 王天佑, 何宝亮, 等 . cIA 期非小细胞肺癌纵隔淋巴结切除方式的临床研究 . 中华外科杂志, 2008, 46 (9)：670-673.

肺癌诱导治疗和辅助治疗的选择

　　肺癌的发病率及死亡率均居恶性肿瘤首位，其中 NSCLC 占肺癌的 80%～85%，以手术为主的综合治疗是早中期 NSCLC 主要的治疗手段，然而手术效果不容乐观，Ⅰ期术后 5 年生存率为 70%，Ⅱ期为 50%，Ⅲ期为 15%～30%。如何增加肺癌患者 5 年生存率是所有胸外科医生最关心的问题。为提高 NSCLC 生存率、预防术后复发转移，术前的诱导治疗和术后的辅助治疗越来越受到重视，包括化疗、放疗、靶向治疗等。NCCN 最新指南对于可切除肺癌患者，尤其是部分Ⅲ A 期 NSCLC，基本治疗策略已经从手术切除＋术后辅助含铂双药方案化疗逐渐过渡到根治性手术同步放化疗或者新辅助化疗后再行根治性手术＋术后放化疗等综合治疗方案。

　　新辅助治疗也称为诱导治疗，包括新辅助化疗（neoadiuvant chemotherapy，NCT）和放疗。最新研究表明，新辅助治疗可显著改善可切除Ⅲ A 期 NSCLC 的预后，且安全、可靠，并不增加化疗及手术相关并发症。新辅助化疗又被称之为诱导化疗或术前化疗，用以区别术后辅助化疗，是指在恶性肿瘤局部病灶组织实施手术或放疗前采取的全身化疗，使得肿瘤病灶体积明显缩小，从而更易实施手术外科切除，提高患者的生存率。

16. 新辅助治疗

（1）新辅助治疗的指征

2018 年 NCCN 指南推荐的新辅助治疗的主要适应人群：① T3 和可切除 T4（T3 ～ 4N0 ～ 1）侵犯胸壁、近端气道或纵隔结构者，术前可应用同时性放化疗或新辅助化疗；② T1 ～ 3N2 非侵入性病变，应用术前同时性放化疗或单纯新辅助化疗，若病变无明显进展可行手术治疗；③ T3 侵犯的（T3N0 ～ 1）肺上沟瘤、可切除 T4 肺上沟瘤（T4N0 ～ 1）术前可应用同时性放化疗，若治疗后评估可以手术切除再行手术治疗。

（2）新辅助化疗

新辅助化疗优点：①肿瘤体积缩小；②提高手术切除率；③消灭和预防术前存在的微转移灶；④提高化疗耐受性；⑤由于肿瘤的血供在术前保持完整，因此术前化疗较术后更有效；⑥有可测量的病灶更利于检验化疗的有效性。当然新辅助化疗也有缺点：①推迟了手术时间；②有可能在化疗后肿瘤仍然是不可切除的；③增加了化疗药物的毒性。

1994 年，Roth 等报道了一项针对ⅢA期 NSCLC 新辅助化疗的前瞻性随机对照研究：单纯手术组和新辅助化疗组（术前 3 周期的环磷酰胺＋依托泊苷＋顺铂治疗）对比结果显示，新辅助化疗组患者生存期明显优于单独手术组（64 个月 *vs.* 11 个月，$P=0.008$），新辅助化疗组 3 年和 5 年生存率分别为 43％和 36％，而单独手术组则只有 19％和 15％。本试验又进行了长期的随访，尽管有提高生存率的优势但没有达到统计学差异。Rosell 等报道了另一项ⅢA期 NSCLC 新辅助化疗的前瞻性随机对照研究结果：60 例ⅢA期 NSCLC 患者入组，随机分为两组，单纯手术组和新辅助化疗组（术前 3 周期的异环磷酰胺＋丝裂霉素 C＋顺铂），术后均接受纵隔放疗，新辅助治疗组的中位生存期远远好于单纯治疗组。随后的证据显示该研究的随机化失败，导致纳入单纯手术组的患者疾病更严重，例如 *KRAS* 突变率高是肺癌预后不良重要因素，单纯手术组的 *KARS* 突变率明显高于新辅助治疗组（42％ *vs.* 15％；$P=0.096$）。但是这两项有瑕疵的研究为可手术的ⅢA期 NSCLC 患者开创了新的治疗模式。

法国一项针对 NSCLC 的多中心前瞻性随机对照研究（MIP-91），纳入Ⅰ期（T1N0 除外）、Ⅱ期及可手术的ⅢA期患者，术前新辅助化疗（异环磷酰胺＋丝裂霉素 C＋顺铂，2 个周期）加手术或单纯手术。结果显示ⅢA期（N2）患者中位生存期并没有明显优势。2012 年 Scagliotti 等发表的 CHEST 临床研究结果显示，应用新一代化疗药物（吉西他滨＋顺铂，3 个周期）新辅助化疗后根治性手术与单纯手术相比，明显提高了ⅡB/ⅢA非小细胞肺癌患者的生存率：3年无进展生存期（55.4% *vs.* 36.1%，*P*=0.002）；3年总生存OS提高了近8%（*HR*=0.42，*P* < 0.001）。最近的多项Meta分析结果也显示出NSCLC新辅助化疗对比单纯手术生存获益更显著。

（3）术前放化疗

2015年，Pless等在 *Lancet* 上发表了一项前瞻性随机试验，对比了ⅢA/N2期NSCLC患者诱导化疗后进行加速放疗和手术与诱导化疗后手术的效果。共纳入了232例T1~3N2的ⅢA/N2期NSCLC患者，随后按1∶1随机分组分为化疗组和放化疗组。结果显示，化疗和放化疗的两组患者的中位无病生存期相似：放化疗组为12.8个月（95% *CI*：9.7~22.9），化疗组为11.6个月（95% *CI*：8.4~15.2）。放化疗组总生存期为37.1个月（95% *CI*：22.6~50.0），化疗组为26.2个月（95% *CI*：19.9~52.1），均无明显统计学差异。但是放化疗组达到R0完全切除的患者比化疗组多10%（91% *vs.* 81%）。该研究有自身的局限性，采用化疗序贯加速放疗的方法[这两种治疗方法完全缓解率分别为化疗组（12%）和化放疗组（16%）]，而不是同步化放疗的方法，目前常用的同步化放疗的试验中完全缓解率可达30%。从目前研究结果来看，放化疗在提高肺癌患者的生存方面有限，但可以提高手术率和局部控制率。

（4）手术时机的选择

目前新辅助化疗方案是铂类＋第三代化疗药物的双药，新辅助化疗的周期数目前尚未有统一的标准，多给予 2 ～ 3 个周期。并非所有接受新辅助治疗的 NSCLC 患者均有手术治疗机会，部分患者在新辅助治疗期间出现肿瘤进展而失去手术机会，因此，新辅助治疗后应对患者进行重新分期，并全面评估患者的体力状况，符合手术条件的，才可以考虑手术治疗。

2016 年的一项回顾性研究探讨了新辅助放化疗后手术时机。该研究分析了来自美国国家癌症数据库（National Cancer Data Base，NCDB）2004—2012 年间共 1623 例接受新辅助治疗的ⅢA 期（T1 ～ 3N2）NSCLC 患者。依据新辅助治疗后至手术的时间间隔将患者分成 4 组（即 0 ～ 3 周，3 ～ 6 周，6 ～ 9 周和 9 ～ 12 周）。新辅助治疗后全部接受手术切除：全肺切除术、肺叶切除术和亚肺叶切除术。多因素分析表明时间间隔在 3 周之内的中位生存期最高达到了 60.7 个月，以后的各组依次递减，9 ～ 12 周的患者中位生存期最低为 36.1 个月。进一步分析发现 6 周之内进行手术治疗时总生存率没有显著差异，但是当超过 6 周时，即 6 ～ 9 周和 9 ～ 12 周两组的生存率均显著下降。围手术期死亡率也随着间隔时间的延长而增加，30 天和 90 天死亡率由 0 ～ 3 周的 2.3% 和 3.9% 增加到 9 ～ 12 周的 4.5% 和 9.6%。另外，研究发现，接受全肺切除术的患者的生存获益明显差于肺叶切除术，尽管 6 ～ 9 周和 9 ～ 12 周两组的患者接受全肺切除的比例明显低于 0 ～ 3 周的患者（14.3% *vs.* 22.5%，*P*=0.026），但最终时间间隔大于 6 周的患者生存并没有显示出优势，提示时间间隔可能对各组生存率的影响更大。该研究结果表明超过 6 周的时间间隔可能会增加围手术期死亡率并且降低生存率。研究结果为 NSCLC 新辅助治疗后选择手术的时机提供了一定的参考。以前的研究表明新辅助治疗会损伤肺的弥散功能，大约在新辅助治疗后 4 ～ 6 周对肺弥散功能的影响才会逐渐消失。

笔者认为新辅助治疗多采用含铂的第三代化疗方案＋ 45Gy 的同时性放化疗，新辅助治疗后 3 ～ 6 周进行手术为宜，可改善患者一般情况，降低围术期死亡率，延长患者的生存期。

17. 辅助治疗

手术后针对肺癌的治疗称为辅助治疗，包括化疗和放疗。

（1）国际上佐证辅助化疗有效的几个著名实验

① IALT（International Adjuvant Lung Cancer Trial）：含铂的两药方案化疗（顺铂＋依托泊苷 / 长春瑞滨 / 长春新碱 / 乙酰长春酰胺），结果辅助化疗使Ⅰ～ⅢA 期 NSCLC 获益。试验纳入 1867 例已切除的Ⅰ～ⅢA 期患者，932 例接受化疗，化疗进行 3 ～ 4 个周期。结果显示：与对照组相比，含铂两药化疗组 5 年 OS 率提高 4%（*P* ＜ 0.03），化疗相关死亡率为 0.8%。

② JBR.10 试验：含铂的两药方案化疗（顺铂＋长春瑞滨），

结果显示辅助化疗使Ⅱ期 NSCLC 患者获益。实验纳入共 482 例已切除的ⅠB 期（T2N0）或Ⅱ期（T1N1 或 T2N1）NSCLC 患者。随机分为实验组和对照组。实验组接受 4 个周期化疗。化疗明显延长无疾病生存期和 5 年生存率，亚组分析实验组Ⅱ期患者中位生存期 80 个月，对照组 41 个月，而ⅠB 患者无生存获益。试验中最常见的毒性是血液系统毒性，2 例死亡。

③ ANITA（Adjuvant Navelbine International Trialist Association）试验：含铂的两药方案化疗（顺铂＋长春瑞滨），结果显示辅助化疗使ⅠB 期～ⅢA 期获益。实验纳入ⅠB 期～ⅢA 期患者 840 例，随机分为实验组和对照组。实验组接受 4 个周期的化疗。化疗组和对照组的中位生存期为 65.7 个月和 43.7 个月。Ⅱ期和ⅢA 期获益而ⅠB 期患者无生存获益。试验中最常见的毒性是血液系统毒性，2% 死亡。

④ CALGB9633 试验：含铂的两药方案化疗（卡铂＋紫杉醇）使ⅠB 期有限获益。实验纳入ⅠB 期患者 344 例，随机分为实验组和对照组。实验组接受 4 个周期的化疗。初期报告随访 34 个月，实验组明显改善无疾病生存期和总生存期，然而随访 74 个月时则不再有生存差异；亚组分析显示，化疗能延长肿块直径≥4 cm 的患者的生存期。2018 年 NCCN 指南指出辅助化疗适用于ⅡB 期～ⅢB 期根治性手术后的 NSCLC，含有高危因素（分化差的神经内分泌癌、脏层胸膜受侵、楔形切除、肿瘤直径＞4 cm 和不能明确淋巴结转移）的ⅠB 期和ⅡA 期 NSCLC 也可以选择应用。

化疗方案为含铂双药，疗程为 4 个周期，手术后 4 ～ 8 周开始应用。

（2）辅助放疗

1998 年一项 Meta 分析纳入了 9 项随机试验共 2128 例 NSCLC 患者，对比单纯手术和手术联合术后放疗的疗效。其中 Ⅰ 期 NSCLC 患者 562 例，Ⅱ 期 718 例。2005 年和 2013 年该试验组两次更新了荟萃分析：三次结果均表明：与单纯手术组相比，手术联合术后放疗组无疾病生存期和总生存期均差于单纯手术组。

一项研究利用 SEER 数据库对 1988—2002 年行手术切除的 7456 例 Ⅱ 期～Ⅲ 期 NSCLC 患者进行回顾性分析，手术方式包括肺叶切除术和全肺切除术。其中 N0 期 1305 例，N1 期 4173 例，N2 期 1987 例。亚组分析发现术后放疗可使 N2 期患者获益，而 N0 和 N1 期患者生存期没有获益。另一项利用 SEER 数据库对 1998—2009 年行手术切除的 11 324 例 N1 ～ N2 期 NSCLC 患者进行回顾性分析，其中 N1 期 6551 例，N2 期 4773 例。分析发现术后放疗可使 N2 期患者获益，而 N1 期患者并不能获益。

一项回顾性研究纳入 1307 例年龄 ≥ 65 岁的高龄 N2 期 NSCLC 根治术后患者，术后接受放疗未能获益。最新一项回顾性分析 2006—2012 年 NCDB 中行 R0 切除的 2031 例术前为临床 N0、术后确诊为 N2 期 NSCLC 患者，其中 1149 例（56.6%）患者接受术后化疗，882 例（43.4%）接受术后放化疗，两组 N2 期患者阳性的淋巴结为 1 ～ 4 个，两组的中位生存期分别为 3.8 年和 3.9 年，没有统计学差异，随后又对 848 名患者进行了严格的匹配，中位生存期仍未发生变化。因此，并非所有ⅢA N2 期患者接受放疗均能获益。

一项回顾性研究纳入 221 例行根治性切除术后的 N2 期 NSCLC 患者，结果指出：吸烟指数 ≤ 400（$P=0.033$）、cN2 期（$P=0.003$）、pT3 期（$P=0.014$）、病理类型鳞癌（$P=0.013$）、淋巴结阳性数目 ≥ 4 个（$P=0.025$），需具备上述条件 3 项以上才能有效延长患者 DFS（$P=0.000$）；具备 2 项可提高患者 OS，但 DFS 差异无统计学意义（$P=0.064$）；只具备 1 项患者 OS 和 DFS 均无统计学意义。由此可知，N2 期患者接受术后放疗获益人群存在限制条件，此依据可为临床是否放疗提供一定的指导。

因此，笔者认为Ⅰ期、Ⅱ期 NSCLC 根治术后，患者不应行术后放疗，术后放疗能够增加心脏、肺部的放射性损伤，降低 OS 和 PFS。对ⅢA 期患者不行常规辅助放疗。术后综合评估辅助放疗对于每个 N2 期患者的效益和风险，选择适当的患者，如术前临床诊断 N2、术后病理证实多站淋巴结转移者可考虑给予术后辅助放疗。

（冯宏响）

参考文献

1. MOTTA G. The International Association for the Study of Lung Cancer（IASLC）

worldwide educational program on lung cancer: a keynote address presented by the president of the IASLC. Cancer, 2000, 89 (11 Suppl): 2331-2333.

2. MCELNAY P, LIM E. Adjuvant or neoadjuvant chemotherapy for NSCLC. J Thorac Dis, 2014, 6 (Suppl 2): S224-S227.

3. ROTH J A, FOSSELLA F, KOMAKI R, et al. A randomized trial comparing perioperative chemotherapy and surgery with surgery alone in resectable stage IIIA non-small-cell lung cancer. J Natl Cancer Inst, 1994, 86 (9): 673-680.

4. ROSELL R, GÓMEZ-CODINA J, CAMPS C, et al. A randomized trial comparing preoperative chemotherapy plus surgery with surgery alone in patients with non-small-cell lung cancer. N Engl J Med, 1994, 330 (3): 153-158.

5. DEPIERRE A, WESTEEL V. Overview of the role of neoadjuvant chemotherapy for early stage non-small cell lung cancer. Semin Oncol, 2001, 28 (Suppl 14): 29-36.

6. SONG W A, ZHOU N K, WANG W, et al. Survival benefit of neoadjuvant chemotherapy in non-small cell lung cancer: an updated meta- analysis of 13 randomized control trials. J Thorac Oncol, 2010, 5 (4): 510-516.

7. NSCLC Meta-analysis Collaborative Group. Preoperative chemotherapy for non-small-cell lung cancer: a systematic review and meta- analysis of individual participant data. Lancet, 2014, 383 (9928): 1561-1571.

8. PLESS M, STUPP R, RIS H B, et al. Induction chemoradiation in stage IIIA/N2 non-small-cell lung cancer: a phase 3 randomized trial. Lancet, 2015, 386 (9998): 1049-1056.

9. EBERHARDT W E E, PÖTTGEN C, GAULER T C, et al. Phase III study of surgery versus definitive concurrent chemoradiotherapy boost in patients with resectable stage IIIA (N2) and selected IIIB non-small-cell lung cancer after induction chemotherapy and concurrent chemoradiotherapy (ESPATUE). J Clin Oncol, 2015, 33 (35): 4194-4201.

10. GUO S X, JIAN Y, CHEN Y L, et al. Neoadjuvant chemoradiotherapy vesus chemotherapy alone followed by surgery for resectable stage III non-small-cell lung cancer: a meta-analysis. Sci Rep, 2016, 6: 34388.

11. BUTTS C A, DING K, SEYMOUR L, et al. Randomized phase III trial of vinorelbine plus cisplatin compared with observation in completely resected stage IB and II non-small-cell lung cancer: updated survival analysis of JBR-10. J Clin Oncol, 2010, 28 (1): 29-34.

12. DOUILLARD J Y, ROSELL R, DE LENA M, et al. Adjuvant vinorelbine plus cisplatin versus observation in patients with completely resected stage IB-IIIA non-small-cell lung cancer (adjuvant navelbine international trialist association [ANITA]): A Randomised Controlled Trial. Lancet Oncol, 2006, 7 (9): 719-727.

13. PIGNON J P, TRIBODET H, SCAGLIOTTI G V, et al. Lung adjuvant cisplatin evaluation: a pooled analysis by the LACE Collaborative Group. J Clin Oncol, 2008, 26 (21): 3552-3559.

14. BURDETT S, RYDZEWSKA L, TIERNEY J F, et al. A closer look at the effects of postoperative radiotherapy by stage and nodal status: updated results of an individual participant data meta-analysis in non-small-cell lung cancer. Lung Cancer,

2013, 80 (3): 350-352.

15. LALLY B E, ZELTERMAN D, COLASANTO J M, et al. Postoperative radiotherapy for stage Ⅱ or Ⅲ non-small-cell lung cancer using the surveillance, epidemiology, and End Results Database. J Clin Oncol, 2006, 24 (19): 2998-3006.

16. URBAN D, BAR J, SOLOMON B, et al. Lymph node ratio may predict the benefit of postoperative radiotherapy in non-small-cell lung cancer. J Thorac Oncol, 2013, 8 (7): 940-946.

17. WISNIVESKY J P, HALM E A, BONOMI M, et al. Postoperative radiotherapy for elderly patients with stage Ⅲ lung cancer. Cancer, 2012, 118 (18): 4478-4485.

18. DRAKE J A, PORTNOY D C, TAUER K, et al. Adding radiotherapy to adjuvant chemotherapy does not improve survival of patients with N2 lung cancer. Ann Thorac Surg, 2018, 106 (4): 959-965.

19. HUI Z G, DAI H H, LIANG J, et al. Selection of proper candidates with resected pathological stage Ⅲ A-N2 non-small cell lung cancer for postoperative radiotherapy. Thorac Cancer, 2015, 6 (3): 346-353.

中国医学临床百家

肺癌的靶向和免疫治疗

目前，肺癌仍是世界上病死率最高的恶性肿瘤。中国癌症中心的数据显示，2015年肺癌新发病例超过73万人，死亡人数达61万，也是我国发病率、病死率最高的癌症。虽然传统的手术和放化疗联合治疗能在一定程度上改善患者的生存期，然而晚期肺癌患者的预后仍然较差，其5年生存率仅为16.8%。

近年来，肺癌在治疗上取得了显著进展，其诊疗模式由细胞水平转向以分子水平为主的精准医疗。一方面，第二代测序技术的推广应用进一步推动了肺癌的驱动基因研究，肺癌基因表达谱及相应的细胞信号通路研究取得巨大进展，也为靶向治疗提供了潜在分子靶点；另一方面，随着对肿瘤免疫学及分子生物学的不断深入研究，免疫治疗作为一种新兴的治疗肿瘤的方式，为肺癌患者提供了新的治疗方向。肺癌免疫治疗主要包括肿瘤疫苗、免疫细胞回输和节点抑制剂等。免疫治疗药物主要针对肿瘤组织或其血液供应，国内外开展的一系列临床试验也初步证明免疫治疗能改善晚期肺癌患者的总生存期和生活质量。目前免疫检查点抑制剂已成为晚期非小细胞肺癌患者除手术、化疗、放疗、靶向治疗之外的又一重要选择。无论是一线还是二线治疗、鳞癌还是非鳞癌，免疫治疗均有可能带来优于传统化疗的治疗效果。

18. 肺癌的靶向治疗进展

（1）小细胞肺癌的靶向治疗

关于 SCLC 患者的临床试验已经研究了多种受体酪氨酸激酶抑制剂，不幸的是，大多数研究结果都是阴性的。一项关于特异性小分子受体酪氨酸激酶抑制剂——伊马替尼的 Ⅱ 期临床研究，纳入的复发性 SCLC 患者中大约有 70% 高表达 *c-Kit* 基因，但是并没有得出阳性结论。同样，表皮生长因子受体酪氨酸激酶抑制剂——厄洛替尼、吉非替尼、阿法替尼和胰岛素样生长因子 1 受体酪氨酸激酶抑制剂——linsitinib 也不能显著提高 SCLC 患者的 OS 和 PFS。安罗替尼是一种新型小分子多靶点受体酪氨酸激酶抑制剂，能有效抑制血管内皮细胞生长因子受体、血小板衍生生长因子受体、纤维母细胞生长因子受体及 *c-Kit* 受体的激酶活性。一项安罗替尼用于 SCLC 三线治疗的 Ⅱ 期临床试验结果是阳性的，但研究结果尚未正式发布。

另外，相关研究表明，小细胞肺癌细胞的增殖、转移与侵袭同血管内皮生长因子之间存在着比较密切的联系，这为抗血管生成抑制剂治疗 SCLC 患者提供了理论依据，然而在使用了贝伐单抗、萨利多胺之类的血管生成抑制剂之后，这类患者的总体生存率也没有明显提升。

极光激酶 A 是极光激酶家族成员，为丝氨酸／苏氨酸激酶，是有丝分裂调节因子。Alisertib 是一种极光激酶 A 抑制剂，研究发现其在 SCLC 模型中有抗肿瘤作用。一项入组 178 例 SCLC 患者的 Ⅱ 期临床试验结果显示，Alisertib 与紫杉醇联合治疗晚期 SCLC 患者的客观缓解率（objective response rate，ORR）为 21%。Bcl-2 基因是最常见的抗凋亡靶点之一，在 SCLC 肿瘤组织中高表达。Bcl-2 抑制剂可以通过与抗凋亡蛋白竞争性的结合，从而释放凋亡蛋白，发挥诱导细胞凋亡的作用。Bcl-2 抑制剂 ABT-263 用于治疗 SCLC 患者的 Ⅱ 期临床试验没有看到期望的结果，之所以会出现这种问题，主要是因为 ABT-263 的抑制效果在很大程度上受小细胞肺癌中 Bim/Mcl-1 表达所影响。因此，当前对于小细胞肺癌新型靶向策略的研究主要集中联合用药和免疫治疗这两个方面。其后研究者们又进行了 Bcl-2 抑制剂 ABT-263 和 TORC1/2 抑制剂的联合应用治疗小细胞肺癌的临床实验，借助后者来降低 Mcl-1 蛋白表达，从而取得了较好的效果。

（2）非小细胞肺癌的靶向治疗

目前，肺腺癌中约 60% 的驱动基因被确定，奠定和引领了肺癌的基因组学研究。肺腺癌中常见的癌基因突变频率：KRAS 为 33%、EGFR 为 14%、BRAF 为 10%、MET 为 7%、RIT1 为

2%；抑癌基因突变频率：*TP53* 为 46%、*STK11* 为 17%、*KEAP1* 为 17%、*NF1* 为 11%、*RB1* 为 4%、*CDKN2A* 为 4%。另外，研究表明肺腺癌与吸烟有明确的相关性，在非吸烟肺腺癌患者中 *EGFR* 突变率更高，而吸烟组患者中 *TP53*、*KRAS*、*NF1*、*STK11* 和 *RBM10* 突变则更常见。在 *EGFR* 基因敏感型肺腺癌患者和晚期非小细胞肺癌的治疗过程之中，相较于传统铂类化疗方法，酪氨酸激酶在生存期、客观缓解率等方面都有着不同程度的良好表现，使得其在临床治疗中地位逐渐稳固。同样，人们还发现了 *ALK* 基因的存在，该基因同肿瘤的生长发展有一定程度的联系。多出现在年轻、男性、不吸烟的肺腺癌患者中，但其与 *EGFR* 突变基因通常不能同时存在。当前 ALK 抑制剂比较具有代表性的药物为克唑替尼，其靶点为 ALK、c-Met 和 ROSI，主要通过结合 ALK 来阻止 ALK 同 ATP 结合，从而阻断肿瘤细胞信号传导通路。具有 ALK 重排的肺腺癌患者使用 ALK 抑制剂的临床疗效也令人振奋。此外，对于三阴性（*EGFR*、*ALK*、*ROS1* 阴性）肺腺癌的其他分子靶点的靶向治疗研究正在涌现，*KRAS*、*RET*、*MET* 和 *BRAF* 等基因的特异性酶抑制剂在临床前期试验中显示出抗癌活性，其中，*KIF5B-RET* 融合基因作为一个新型靶点，显示出独特优势。在肺鳞癌中最常见的突变是 *TP53*（83%），其他 9 个显著突变基因为 *DCKN2A*（15%）、*PTEN*（8%）、*PIK3CA*（16%）、*EAP*（12%）、*MLL2*（20%）、*HLA-A*（3%）、*NFE2L2*（15%）、*NOTCH1*（8%）和 *RB1*（7%）。肺鳞癌的转录组测序研究表明，涉及 FGFR 激酶家族和 PI3K/AKT 通路的 *FGFR1* 扩增及 *PIK3CA*、*AKT* 基因扩增在肺鳞癌中表达超过 50%，在肿瘤发展中起关键作用，成为目前肺鳞癌靶向治疗最具前景的靶点。正在研究中的潜在靶点包括 *FGFR1* 基因扩增、*PIK3CA* 基因突变或扩增、*PTEN* 基因突变 / 缺失、*DDR2* 基因突变、*SOX2* 基因扩增、*HER-2* 基因扩增、*CDKN2* 基因缺失等，其中最具潜力的分子靶点为 *FGFR1* 基因扩增，最新 Meta 分析显示，肺鳞癌中 *FGFR1* 基因扩增率为 19%。因此，FGFR 家族成为肺鳞癌靶向治疗研究的热点，也是目前肺鳞癌个体化治疗靶点的首要选择。

19. 肺癌的免疫治疗进展

（1）小细胞肺癌的免疫治疗

目前有关小细胞肺癌免疫治疗药物的研究热点主要包括免疫检查点抑制剂、IFN 和 p53 肿瘤疫苗。其中，免疫检查点抑制剂是免疫治疗中最有前景的治疗药物，小细胞肺癌的免疫检查点抑制剂主要包括程序性死亡因子 -1（programmed death-1，PD-1）抑制剂和细胞毒性 T 细胞相关抗原 -4（cytotoxic T lymphocyte-associated antigen-4，CTLA-4）抑制剂。PD-1 是一种 T 细胞的负性调控因子，其通过与其主要配体 PD-L1 结合而起到抑制 T 细胞免疫的功能。PD-1 抑制剂可阻断其结合从而增强 T 细胞的抗肿瘤活性。PD-1 抑制剂 nivolumab 和 pembrolizumab 已被 FDA

批准用于治疗晚期黑色素瘤和晚期非小细胞肺癌，目前关于 PD-1 抑制剂治疗 SCLC 患者的临床试验也显示了不错的结果。有研究显示，pembrolizumab 在 PD-L1 阳性的 SCLC 患者中有良好的抗癌活性，ORR 可达 35%，中位 PFS 可达 1.9 个月，中位 OS 可达 9.7 个月。2018 年美国临床肿瘤学会（American Society of Clinical Oncology，ASCO）公布了 pembrolizumab 治疗复发性 SCLC 患者的一项 Ⅱ 期临床试验结果，该试验入组了 107 例复发性 SCLC 患者，中位随访 10.1 个月，ORR 为 18.7%（其中 PD-L1 表达阳性的 SCLC 患者的 ORR 为 35.7%），中位 PFS 为 2.0 个月，中位 OS 为 9.1 个月。该研究结果表明，pembrolizumab 在复发性 SCLC 患者的治疗中效果较好，尤其是在 PD-L1 表达阳性的患者中效果更佳。ipilimumab 是一种 CTLA-4 抑制剂。在一项入组 1132 例 SCLC 患者的 Ⅲ 期临床试验结果显示，ipilimumab ＋依托泊苷＋顺铂治疗与安慰剂＋依托泊苷＋顺铂治疗的患者，中位 OS 分别为 11.0 个月和 10.9 个月，中位 PFS 分别为 4.6 个月和 4.4 个月，表明化疗过程中加入 ipilimumab 并不能显著提高患者的 OS 与 PFS。虽然 Ⅲ 期临床试验结果并不尽如人意，但 ipilimumab 用于 SCLC 患者治疗的相关临床试验仍在进行中。

（2）非小细胞肺癌的免疫治疗

细胞程序死亡受体（PD-1）及其配体（PD-L1）已被 FDA 批准用于无驱动基因突变 / 野生型 PD-1 表达 ≥ 50% NSCLC 患者的一线治疗。对于非鳞状 NSCLC 患者免疫治疗的关键研究当属 CheckMate 057，正是在这项研究的基础之上，美国于 2015 年批准 nivolumab 用于既往治疗无效的非鳞状 NSCLC 患者。在一线治疗中，KEYNOTE-024 研究至关重要，该研究排除了 *EGFR* 突变阳性和 *ALK* 重排的患者，纳入 PD-L1 高表达的患者。以该研究为基础，开始提出 "chemo-free" 的概念，美国 FDA 据此批准 pembrolizumab 用于 NSCLC 患者的一线治疗。而对于既往经过治疗的患者，KEYNOTE-010、POPLAR、OAK 研究均显示 pembrolizumab 或 atezolizumab 相对于传统化疗对非鳞状 NSCLC 患者总生存方面的优势。由此我们可以相信，免疫检查点抑制剂可以成为非鳞状 NSCLC 患者，尤其是突变阴性患者的重要治疗策略。另外，有关肺鳞癌免疫治疗的一项研究 CheckMate063 提示，nivolumab 对晚期复发肺鳞癌患者有一定疗效，同时成为后续 nivolumab 用于鳞癌患者一、二线治疗临床研究的基础。在此之后的 CheckMate017 也成为美国 FDA 批准 nivolumab 用于治疗进展后晚期肺鳞癌患者的基础。在 KEYNOTE-024 的研究中，pembrolizumab 治疗可明显改善肺鳞癌亚组患者 PFS（*HR*=0.35，95% *CI*：0.17 ～ 0.71），而 atezolizumab 与多西他赛对比的研究同样证实了其在肺鳞癌患者的优势。总体而言，我们认为免疫检查点单抗隆抗体的应用对于晚期复发肺鳞癌患者具有非常重要的意义，在一定程度上甚至超过了非鳞状 NSCLC 患者。

（马善吴）

参考文献

1. CHEN W Q, ZHENG R S, BAADE P D, et al. Cancer statistics in China, 2015. CA Cancer J Clin, 2016, 66 (2) : 115-132.

2. TRAVIS W D, BRAMBILLA E, NICHOLSON A G, et al. The 2015 World Health Organization Classification of lung tumors: impact of genetic, clinical and radiologic advances since the 2004 classification. J Thorac Oncol, 2015, 10 (9) : 1243-1260.

3. HE Y Y, LIU S T, MATTEI J, et al. The combination of anti- KIR monoclonal antibodies with anti-PD-1/PD-L1 monoclonal antibodies could be a critical breakthrough in overcoming tumor immune escape in NSCLC. Drug Des Devel Ther, 2018, 12: 981-986.

4. KRUG L M, CRAPANZANO J P, AZZOLI C G, et al. Imatinib mesylate lacks activity in small cell lung carcinoma expressing C-Kit protein: a phase II clinical trial. Cancer, 2005, 103 (10) : 2128-2131.

5. GREGORY J Y, HELENA A Y. EGFR: The Paradigm of an oncogene- driven lung cancer. Clin Cancer Res, 2015, 21 (10) : 2221-2226.

6. LUCCHI M, MUSSI A, FONTANINI G, et al. Small cell lung carcinoma (SCLC) : the angiogenic phenomenon. Eur J Cardiothorac Surg, 2002, 21 (6) : 1105-1110.

7. MELICHAR B, ADENIS A, LOCKHART A C, et al. Safety and activity of alisertib, an investigational aurora kinase a inhibitor, in patients with breast cancer, small-cell lung cancer, non-small-cell lung cancer, head and neck squamous-cell

carcinoma, and gastro-oesophageal adenocarcinoma: a five-arm phase 2 study. Lancet Oncol, 2015, 16 (4): 395-405.

8. NAKAJIMA W, SHARMA K, HICKS M A, et al. Combination with vorinostat overcomes ABT-263 (navitoclax) resistance of small cell lung cancer. Cancer Biol Ther, 2016, 17 (1): 27-35.

9. SODA M, CHOI Y L, ENOMOTO M, et al. Identification of the transforming EML4-ALK fusion gene in non-small-cell lung cancer. Nature, 2007, 448 (7153): 561-566.

10. Cancer Genome Atlas Research Network. Comprehensive molecular profiling of lung adenocarcinoma. Nature, 2014, 511 (7511): 543-550.

11. ROSELL R, CARCERENY E, GERVAIS R, et al. Erlotinib versus standard chemotherapy as first-line treatment for european patients with advanced EGFR mutation-positive non-small-cell lung cancer (EURTAC): a multicentre, open-label, randomised phase 3 trial. Lancet Oncol, 2012, 13 (3): 239-246.

12. ZHOU C, WU Y L, CHEN G, et al. Erlotinib versus chemotherapy as first-line treatment for patients with advanced EGFR mutation-positive non-small-cell lung cancer (OPTIMAL, CTONG-0802): a multicentre, open- label, randomised, phase 3 study. Lancet Oncol, 2011, 12 (8): 735-742.

13. YANG J C, HIRSH V, SCHULER M, et al. Symptom control and quality of life in lux-lung 3: A phase III study of afatinib or cisplatin/pemetrexed in patients with advanced lung adenocarcinoma with EGFR mutations. J Clin Oncol, 2013, 31 (27): 3342-3350.

中
国
医
学
临
床
百
家

14. FERNANDEZ-CUESTA L, PLENKER D, OSADA H, et al. CD74-NRG1 fusions in lung adenocarcinoma. Cancer Discov, 2014, 4 (4): 415-422.

15. NAKAOKU T, TSUTA K, ICHIKAWA H, et al. Druggable oncogene fusions in invasive mucinous lung adenocarcinoma. Clin Cancer Res, 2014, 20 (12): 3087-3093.

16. VAISHNAVI A, CAPELLETTI M, LE A T, et al. Oncogenic and drug-sensitive NTRK1 rearrangements in lung cancer. Nat Med, 2013, 19 (11): 1469-1472.

17. Cancer Genome Atlas Research Network. Comprehensive genomic characterization of squamous cell lung cancers. Nature, 2012, 489 (7417): 519-525.

18. JIANG T, GAO G H, FAN G X, et al. FGFR1 amplification in lung squamous cell carcinoma: a systematic review with meta-analysis. Lung Cancer, 2015, 87(1): 1-7.

19. WU Y M, SU F Y, KALYANA-SUNDARAM S, et al. Identification of targetable FGFR gene fusions in diverse cancers. Cancer Discov, 2013, 3 (6): 636-647.

20. OTT P A, ELEZ E, HIRET S, et al. Pembrolizumab in patients with extensive-stage small-cell lung cancer: results from the phase Ib KEYNOTE-028 study. J Clin Oncol, 2017, 35 (34): 3823-3829.

21. RECK M, LUFT A, SZCZESNA A, et al. Phase III randomized trial of ipilimumab plus etoposide and platinum versus placebo plus etoposide and platinum in extensive-stage small-cell lung cancer. J Clin Oncol, 2016, 34 (31): 3740-3748.

22. GARON E B, RIZVI N A, HUI R, et al. Pembrolizumab for the treatment of

non-small-cell lung cancer. N Engl J Med, 2015, 372（21）：2018-2028.

23. HERBST R S, BAAS P, KIM D W, et al. Pembrolizumab versus docetaxel for previously treated, PD-L1-positive, advanced non-small-cell lung cancer （KEYNOTE-010）：a randomised controlled trial. Lancet, 2016, 387（10027）：1540-1550.

24. FEHRENBACHER L, SPIRA A, BALLINGER M, et al. Atezolizumab versus docetaxel for patients with previously treated non-small-cell lung cancer （POPLAR）：a multicentre, open-label, phase 2 randomised controlled trial. Lancet, 2016, 387（10030）：1837-1846.

25. RITTMEYER A, BARLESI F, WATERKAMP D, et al. Atezolizumab versus docetaxel in patients with previously treated non-small-cell lung cancer （OAK）：a phase 3, open-label, multicentre randomised controlled trial. Lancet, 2017, 389 （10066）：255-265.

26. RECK M, RODRÍGUEZ-ABREU D, ROBINSON A G, et al. Pembrolizumab versus chemotherapy for PD-L1-positive non- small-cell lung cancer. N Engl J Med, 2016, 375（19）：1823-1833.

局部晚期肺癌的外科治疗：隆突成形术和支气管袖状切除术

局部晚期肺癌侵犯隆突或者远端气管，不伴有淋巴转移或者血行转移在临床中并不多见。根治性手术切除可以为该类患者带来生存获益。历史上 Barclay 和同事于 1957 年第一次报道了隆突切除重建。随后不同中心报道了各自的隆突切除重建手术经验，总的死亡率为 6.6% ～ 29%。侵犯隆突、远端气管肺癌手术方式大体上可以分为隆突切除重建术、气管支气管袖状切除术。隆突切除手术方案根据手术方式可以分为隆突切除重建术和隆突切除联合肺切除、气管支气管重建术。一定长度的气管、支气管切除，伴或不伴全肺切除 / 肺叶切除，以及随后的气管、主支气管切除吻合给外科医生及麻醉医生带来了前所未有的挑战。近年来随着技术的进步，文献报道的围手术期并发症发生率及死亡率均显著下降。然而术后并发症发生率和死亡率均要高于其他类型的胸外科手术。

隆突切除重建术是胸外科最为复杂的手术之一，隆突切除重建联合右全肺切除术是最常见的手术方式，主要适用于右肺上叶非小细胞肺癌累及右上叶支气管开口、侵犯隆突及远端支气管患者。

支气管袖状切除成形 / 重建手术一般被认为是全肺切除的替代手术方式，主要适用于中央型肺癌侵犯叶支气管开口，其他肺叶、支气管部位并未受累，不需要行全肺切除的患者。对于部分 N1 淋巴结阳性、侵犯支气管的患者，袖状肺叶切除可以降低并发症发生率及死亡率，远期效果与全肺相类似，同时与全肺切除相比，该术式创伤小、肺功能得以保留。术后辅助治疗耐受性、术后生活质量、肿瘤治疗远期效果均优于全肺切除。支气管袖状切除最常见于右肺上叶、左肺上叶袖状切除术。

该术式的禁忌证：身体状况差、肺功能差，不能耐受胸部手术者；肿瘤侵犯范围广，不能进行切除重建手术者；由于远期预后较差，不适合进行切除重建手术的 N2 淋巴结转移患者。

20. 特殊情况

①长期应用糖皮质激素会影响吻合口愈合，术前停止应用糖皮质激素 2 ～ 4 周。

②术后机械通气对吻合口的影响：术后正压通气可以增加吻合口张力。研究显示术后机械通气增加术后并发症发生率。

③新辅助治疗：术前接受新辅助治疗，尤其是放疗会导致周

围组织血运受影响，进而增加术后吻合口并发症发生率。

21. 术前检查

进行隆突切除、袖状肺切除术前需要对所有患者进行详细地术前评估，尤其是气管镜检查。术前检查一般包括胸部 CT、PET-CT、头颅 MRI。术前需除外纵隔淋巴结转移（N2 患者预后较差）。气管镜检查是手术方案选择最为重要的指标，通过气管镜观察肿瘤累及范围，初步判断手术切除术可能性，避免不必要的手术切除。超声内镜有助于判断有无隆突、支气管浸润，然而最终确定能否行隆突成形或支气管袖状切除需要术者对肿瘤侵犯范围进行准确评估。在对肿瘤组织、支气管周围组织进行充分游离后，在离断支气管、血管之前，需要对切除重建可能性进行再次评估。

22. 手术方式

经右胸第 5 肋间外侧切口是隆突切除重建术最为常见的手术入路。一些外科医生倾向于正中开胸或者 Clamshell 切口。经 5/4 肋间外侧切口是支气管袖状切除最为常见的手术入路。近年来外科器械、显示设备的发展都有助于胸腔镜技术的进步。与传统开胸手术相比，胸腔镜肺切除具有多种优势。随着胸腔镜技术的逐渐成熟，外科医生操作胸腔镜经验的逐渐累积，以及腔镜下缝合技术的进步，不断有文献报道了胸腔镜下支气管成形术、血管成形术、气管隆突重建术。大家已不满足于传统胸腔镜下手术，而开展了创伤更小的单孔胸腔镜手术、自主呼吸下隆突切除重建手术。

根据肿瘤部位、肿瘤长度及肿瘤累及范围，外科医生提出了不同方案的隆突切除重建术、支气管袖状切除重建术的手术方式。

①隆突楔形切除术：即楔形切除隆突部分支气管，将左右主支气管部位予以缝合，形成新的隆突（图 20）。相比于其他隆突切除重建技术而言，该技术创伤更小、手术时间更短，避免了端端吻合及端侧吻合，更适合于较为局限的隆突部位肿瘤，有利于患者术后早期恢复。高龄或者身体状况略差、不能耐受标准隆突切除重建手术的患者可以考虑该术式。

②隆突袖状右全肺切除重建：切除右全肺、将左主支气管与气管远心端进行端端吻合（图 21A）。

③隆突袖状左全肺切除重建：切除左全肺、将主支气管与气管远心端进行端端吻合（图 21B）。

④隆突袖状右肺上叶切除：切除右肺上叶，右中间干支气管与左主支气管重建新隆突，然后与气管远心端进行端端吻合（图 21C）。

⑤隆突切除重建之一：切除气管下段、隆突，右主支气管与左主支气管重建新隆突，然后与气管远心端进行端端吻合（图 21D）。

⑥隆突切除重建之二：切除气管下段、隆突，右主支气管与气管下段端端吻合，左主支气管吻合至右主支气管侧壁（图21E）。

⑦隆突切除重建之三：切除气管下段、隆突，左主支气管与气管下段端端吻合，右主支气管吻合至左主支气管侧壁。

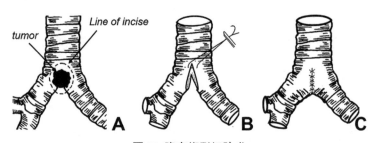

图 20　隆突楔形切除术

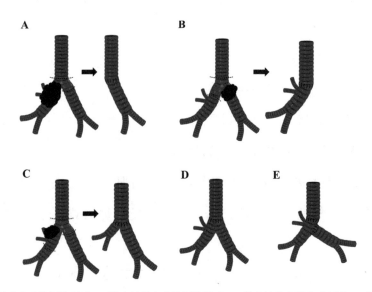

A 隆突袖状右全肺切除重建；B 隆突袖状左全肺切除重建；C 隆突袖状右肺上叶切除；D 隆突切除重建之一；E 隆突切除重建之二。

图 21　隆突切除重建手术方式

23. 手术细节

根治性手术切除可以最大程度实现肿瘤治疗远期效果，然而并不是所有手术都可以实现根治性手术切除。随着切除长度增加，吻合口并发症发生率随之增加。为了保证气管、支气管的无张力吻合，术中需要避免切除范围过长，这是术者首先需要关注的问题。术中可以通过以下方式增加气管、支气管活动度，降低吻合口张力。

①松解下肺韧带和下肺门结构：术中常规进行下肺韧带及下肺门解剖可以增加支气管活动度，一般采用心包内"U"形松解下肺门可以实现较好的松解效果。

②全肺门松解：如果吻合仍有张力，可以对心包内整个肺门解剖以进一步增加支气管活动性，降低吻合口张力。

③同期纵隔镜下气管前平面松解：沿气管前平面进行游离以增加支气管活动度，游离过程中注意保护位于气管侧面的支气管动脉。

④喉松解：目前具有较大争议，有学者认为喉松解并不能增加气管活动度，同时影响了颈部气管血运，因此不建议进行喉松解。

⑤颈部屈曲位：一些学者认为术后保持颈部过屈体位可有效避免吻合口张力，术后应用颈托避免颈部过伸可以减少支气管张力增加可能性，但另外一些学者对此持反对态度。

术中吻合口周围血运保护有助于减少围术期吻合口并发症的发生。术中避免过度解剖，尽量避免过度的淋巴结切除，从而避免其影响支气管血运。松解肺门过程中需要注意保留肺门周围淋巴结组织。

24. 术后并发症

隆突切除重建术后死亡率差异较大，文献报道术后死亡率为 3%～20%，并发症发生率为 11%～50%。其中袖状全肺切除术死亡率最高（17.8%），术后并发症发生率最低（24%），吻合口相关并发症发生率为 4.1%～25.1%。近年来，该并发症比例呈逐年下降趋势，为 2.0%～8.5%。一般而言，根据术后死亡发生时间可以分为术后早期死亡和术后晚期死亡。术后早期死亡的主要原因是急性呼吸窘迫综合征或者肺部感染；术后晚期死亡的主要原因通常是吻合口并发症。支气管袖状切除术后死亡率为 1.5%～11.0%，并发症发生率为 11.0%～51.0%。

手术相关并发症主要是吻合口并发症，如支气管胸膜瘘、支气管血管瘘、良性支气管狭窄、肿瘤局部复发等。隆突全肺切除重建患者术后可能会发生肺水肿。

25. 并发症的处理

（1）全肺切除术后肺水肿

通常发生于术后 72 小时内。一般表现为急性肺损伤和急性呼吸窘迫综合征。全肺切除术后肺水肿发生率为 3%～7%，常发生于右全肺切除术后。隆突切除重建术后肺水肿发生率为 4%～14%，通常表现为心动过速、低氧血症、高碳酸血症及胸片上"磨玻璃"浸润影。一般认为与术后液体负荷过多、气压伤、淋巴回流系统破坏、围术期应用血制品、误吸、全身炎症反应及应激反应导致的肺血管通透性增加有关。其进展迅速，需立即进行气管插管及机械通气辅助。

预防措施：限制液体摄入及血制品的应用，避免过度通气导致的气压伤。研究显示术中可以在处理肺血管前应用糖皮质激素减少其发生率。当发生全肺切除术后肺水肿时，需要对患者进行机械通气辅助呼吸、维持循环稳定、有效排痰、营养支持、抗感染治疗等。

（2）吻合口并发症

由于吻合口张力大或者缺血导致的吻合口不愈合，及时的气管镜检查可以尽早发现吻合口相关并发症。早期（30 天以内）发生的吻合口瘘表现为胸腔引流管持续漏气，伴有逐渐加重的皮下气肿，通常伴有一定程度的血流动力学异常和呼吸异常。晚期（超过 30 天）支气管胸膜瘘表现为咳嗽、发热，胸片或者 CT 可见含气残腔。隆突切除术后支气管胸膜瘘发生率为 3.8%～21.6%；支气管袖状切除术后支气管胸膜瘘发生率为 0～8.1%。小的瘘口可以通过充分有效地引流及抗感染治疗达到痊愈；较大的持续性瘘口需要外科手术干预。早期发生的吻合口瘘可以尝试一期手术修补；晚期发生的吻合口瘘需要分期手术治疗，包括引流、清创、修补。支气管胸膜瘘通常伴有胸腔感染，需行胸膜腔引流。

（3）支气管血管瘘

支气管血管瘘在隆突切除术后发生率约为 2.9%，袖状切除术后发生率为 0 ～ 2.5%，预后差，文献报道死亡率接近 100%，通常表现为大咯血，伴有严重呼吸及血流动力学异常。大咯血一般为前哨表现，对于接受隆突切除重建、支气管袖状切除术后的患者一旦发生大咯血，均要考虑该并发症的发生，需立即对其进行评价和外科干预。术者预防是避免该并发症发生的最为主要的一环。术者注意保护吻合口血运，减小吻合口张力，应用周围组织对吻合口进行包埋，隔离支气管和血管，可以降低该并发症发生率。

（4）吻合口狭窄

术后晚期发生，隆突切除术后发生率为 2.5% ～ 7.4%；袖状切除术后发生率为 0 ～ 15.1%。与吻合口周围血运不良、局部瘢痕形成有关。一般在术后支气管镜检查时发现。随着狭窄逐渐加重，患者会逐渐出现阻塞性肺炎、呼吸困难、咯血、咳嗽。支气管镜检查可以判断狭窄严重程度，同时除外肿瘤局部复发。文献报道隆突切除重建、袖状切除术后肿瘤局部复发率为 5% ～ 10%。良性支气管狭窄可以通过支气管镜下球囊扩张改善，效果欠佳可以考虑支气管支架。肿瘤复发导致支气管狭窄患者，如果能够耐受手术，可以考虑二次手术切除。

隆突切除重建、袖状切除术是胸外科较为复杂的手术。手术切除的目的是最大限度切除肿瘤，实现气管、支气管的无张力吻合。气管、支气管切除重建围术期管理的关键因素包括：详细地术前评估判断肿瘤是否能够手术切除；术中肿瘤切除范围的判断，避免切除过长；术中吻合口周围血运的保护。肿瘤累及气管支气管的范围、气管支气管血运情况及吻合口的血运决定着手术切除长度。并不是所有患者都能够实现 R0 切除，一部分患者由于肿瘤范围较大，为实现端端吻合，避免术后吻合口张力过大导致相关并发症及死亡，仅能保证 R1 或者 R2 切除，术后辅助放疗有助于控制肿瘤局部复发，延长生存时间。

（张真榕）

参考文献

1. BURFEIND JR W R, D'AMICO T A, TOLOZA E M, et al. Low morbidity and mortality for bronchoplastic procedures with and without induction therapy. Ann Thorac Surg, 2005, 80 (2)：418-421, 422.

2. LAUSBERG H F, GRAETER T P, TSCHOLL D, et al. Bronchovascular versus bronchial sleeve resection for central lung tumors. Ann Thorac Surg, 2005, 79 (4)：1147-1152.

3. REGNARD J F, PERROTIN C, GIOVANNETTI R, et al. Resection for

tumors with carinal involvement: technical aspects, results, and prognostic factors. Ann Thorac Surg, 2005, 80 (5): 1841-1846.

4. LUDWIG C, STOELBEN E, OLSCHEWSKI M, et al. Comparison of morbidity, 30-day mortality, and long-term survival after pneumonectomy and sleeve lobectomy for non-small cell lung carcinoma. Ann Thorac Surg, 2005, 79 (3): 968-973.

5. PERROT M D, FADEL E, MERCIER O, et al. Long-term results after carinal resection for carcinoma: does the benefit warrant the risk? J Thorac Cardiovasc Surg, 2006, 131 (1): 81-89.

6. ROVIARO G, VERGANI C, MACIOCCO M, et al. Tracheal sleeve pneumonectomy: long-term outcome. Lung Cancer, 2006, 52 (1): 105-110.

7. FARKAS E A, DETTERBECK F C. Airway complications after pulmonary resection. Thorac Surg Clin, 2006, 16 (3): 243-251.

8. VILLENEUVE P J, SUNDARESAN S. Complications of pulmonary resection: postpneumonectomy pulmonary edema and postpneumonectomy syndrome. Thorac Surg Clin, 2006, 16 (3): 223-234.

9. TAKEDA S I, MAEDA H, KOMA M, et al. Comparison of surgical results after pneumonectomy and sleeve lobectomy for non-small cell lung cancer: trends over time and 20-year institutional experience. Eur J Cardiothorac Surg, 2006, 29 (3): 276-280.

10. YILDIZELI B, FADEL E, MUSSOT S, et al. Morbidity, mortality, and long-term survival after sleeve lobectomy for non-small cell lung cancer. Eur J Cardiothorac Surg, 2007, 31 (1): 95-102.

11. FILAIRE M, FADEL E, DECANTE B, et al. Inhaled nitric oxide does not prevent postpneumonectomy pulmonary edema in pigs. J Thorac Cardiovasc Surg, 2007, 133 (3): 770-774.

12. REA F, MARULLI G, SCHIAVON M, et al. A quarter of a century experience with sleeve lobectomy for non-small cell lung cancer. Eur J Cardiothorac Surg, 2008, 34 (3): 488-492.

13. YAMAMOTO K, MIYAMOTO Y, OHSUMI A, et al. Sleeve lung resection for lung cancer: analysis according to the type of procedure. J Thorac Cardiovasc Surg, 2008, 136 (5): 1349-1356.

14. JIANG F, XU L, YUAN F, et al. Carinal resection and reconstruction in surgical treatment of bronchogenic carcinoma with carinal involvement. J Thorac Oncol, 2009, 4 (11): 1375-1379.

15. MERRITT R E, MATHISEN D J, WAIN J C, et al. Long-term results of sleeve lobectomy in the management of non-small cell lung carcinoma and low-grade neoplasms. Ann Thorac Surg, 2009, 88 (5): 1574-1582.

16. MILMAN S, KIM A W, WARREN W H, et al. The incidence of perioperative anastomotic complications after sleeve lobectomy is not increased after neoadjuvant chemoradiotherapy. Ann Thorac Surg, 2009, 88 (3): 945-951.

17. PREDINA J D, KUNKALA M, ALIPERTI L A, et al. Sleeve lobectomy: current indications and future directions. Ann Thorac Cardiovasc Surg, 2010, 16 (5): 310-318.

18. HONINGS J, GAISSERT H A, WEINBERG A C, et al. Prognostic value of pathologic characteristics and resection margins in tracheal adenoid cystic carcinoma. Eur

J Cardiothorac Surg, 2010, 37 (6): 1438-1444.

19. SAYAR A, SOLAK O, METIN M, et al. Carinal resection and reconstruction for respiratory tumors using miyamoto's technique. Gen Thorac Cardiovasc Surg, 2012, 60 (2): 90-96.

20. STORELLI E, TUTIC M, KESTENHOLZ P, et al. Sleeve resections with unprotected bronchial anastomoses are safe even after neoadjuvant therapy. Eur J Cardiothorac Surg, 2012, 42 (1): 77-81.

21. GONZALEZ M, LITZISTORF Y, KRUEGER T, et al. Impact of induction therapy on airway complications after sleeve lobectomy for lung cancer. Ann Thorac Surg, 2013, 96 (1): 247-252.

22. EICHHORN F, STORZ K, HOFFMANN H, et al. Sleeve pneumonectomy for central non-small cell lung cancer: indications, complications, and survival. Ann Thorac Surg, 2013, 96 (1): 253-258.

23. BYLICKI O, VANDEMOORTELE T, ORSINI B, et al. Incidence and management of anastomotic complications after bronchial resection: a retrospective study. Ann Thorac Surg, 2014, 98 (6): 1961-1967.

24. XIE D, DING J A, ZHOU X, et al. Simplified carinal wedge resection and reconstruction. Ann Thorac Surg, 2014, 98 (2): 731-733.

25. SHIN S, PARK J S, SHIM Y M, et al. Carinal resection and reconstruction in thoracic malignancies. J Surg Oncol, 2014, 110 (3): 239-244.

26. TAPIAS L F, OTT H C, MATHISEN D J. Complications following carinal resections and sleeve resections. Thorac Surg Clin, 2015, 25 (4): 435-447.

27. MANIWA Y. Surgical treatment of air way disease. J Thorac Dis, 2016, 8 (1):

E78-E82.

28. LANCASTER T S，KRANTZ S B，PATTERSON G A. Tracheal resection with carinal reconstruction for squamous cell carcinoma. Ann Thorac Surg，2016，102（1）：e77-e79.

29. GONZALEZ-RIVAS D，YANG Y，SEKHNIAIDZE D，et al. Uniportal video-assisted thoracoscopic bronchoplastic and carinal sleeve procedures. J Thorac Dis，2016，8（suppl 2）：S210-S222.

30. WEDER W，INCI I. Carinal resection and sleeve pneumonectomy. J Thorac Dis，2016，8（Suppl 11）：S882-S888.

31. HE J X，WANG W，LI J P，et al. Video-assisted thoracoscopic surgery tracheal resection and carinal reconstruction for tracheal adenoid cystic carcinoma. J Thorac Dis，2016，8（1）：198-203.

32. GONZALEZ-RIVAS D，YANG Y，STUPNIK T，et al. Uniportal video-assisted thoracoscopic bronchovascular，tracheal and carinal sleeve resections. Eur J Cardiothorac Surg，2016，49（Suppl 1）：i6-i16.

33. DARTEVELLE P G，MITILIAN D，FADEL E. Extended surgery for T4 lung cancer：a 30 years' experience. Gen Thorac Cardiovasc Surg，2017，65（6）：321-328.

34. ORLOWSKI T M，DZIEDZIC D. Carinal resection and reconstruction. Thorac Surg Clin，2018，28（3）：305-313.

35. JIANG L，LIU J，GONZALEZ-RIVAS D，et al. Thoracoscopic surgery for tracheal and carinal resection and reconstruction under spontaneous ventilation. J Thorac Cardiovasc Surg，2018，155（6）：2746-2754.

早期非小细胞肺癌立体定向放疗 *vs.* 外科手术

　　手术一直是早期肺癌的标准治疗方法，对于大多数患者来说肺叶切除合并淋巴结清扫是最佳术式。该结论最早来自于1995年的一项里程碑式的试验，273名患者入组的随机试验发现亚肺叶切除组的局部复发率明显高于肺叶切除组。虽然肺叶切除术是早期肺癌的首选治疗方式，但仍有一些患者无法耐受手术或拒绝接受手术，需要不断寻找效果更佳的替代治疗方式。肺段切除术是替代治疗的一个热门方向，已经初步达成共识其可以用于高选择的早期肺癌患者。而SBRT在最早被应用于不可耐受手术患者之后，逐渐开始被应用于可手术患者，其应用人群及疗效仍存在巨大争议。

　　在过去的10年中，SBRT的使用率从6.7%增加到16.3%，肺叶切除术（全肺切除术）相应减少（49.5%～43.7%）。与传统放疗相比,立体定向放疗的局部控制率更佳且副反应更少。有些研究显示 SBRT 与手术有相近甚至更好的治疗效果,另一些研究则得出手术明显优于 SBRT 的结论。因此,越来越多的研究者开始关注 SBRT 与手术的疗效对比。最早的 SBRT 与手术的研究将手术作为整体与 SBRT 进行对比,并没有进一步区分肺叶与亚肺叶切除。由于两种术式之间预后相差较大,因此,研究结果并不能很好地体现手术与 SBRT 的差异。在经过探索性研究之后,研究者们逐渐开始将肺叶切除与亚肺叶切除分别与 SBRT 进行对比。

相比于肺叶切除,人们似乎更能接受 SBRT 作为亚肺叶切除的替代治疗。在 SBRT 的早期研究中,高达 90% 的患者 3 年局部控制率可以与亚肺叶切除一较高下。但在进一步的对比试验中,虽然局部控制率可能无统计学差异,大部分文献仍然支持亚肺叶切除在生存率上优于 SBRT。有的学者将目光投向高龄非小细胞肺癌患者,但由于高龄本身并不成为手术的危险因素,其结论同样不能指导 SBRT 适应证的选择。肺叶切除作为根治性手术,大部分对比研究结果同样显示其预后明显优于 SBRT。虽然已经有不少对比研究,但遗憾的是目前的相关研究都是回顾性研究,并没有成功结束的随机对照试验。

针对 SBRT 与手术的随机对照试验已经启动了很多,但是非常遗憾的是由于患者的低收益,这些实验都提前关闭了,其中包括招募了 22 名患者(拟招募 960 名)的 ROSEL 试验和招募了 36 名患者（拟招募 1030 名）的 STARS 试验。Chang 的研究团队荟萃分析了这两项试验，得出肺叶切除与 SBRT 局部复发率相似，但 SBRT 的 3 年生存率较高的结论。但由于该 Meta 分析来自于两项失败的随机对照试验，存在样本量过小、未达到事件病例过多、无组织学确诊等问题，该结论受到了广泛的质疑。因此，需要设计更严格合理的随机对照试验以明确争议。目前已有 3 项随机对照实验正在进行（STABLE-MATES、VALOR 及 POSTILV），英国的一项相关试验（SABRTooth）已经结束招募，相关研究成果尚未发布。

鉴于随机对照试验尚无令人信服的研究成果发表，目前相对等级较高的临床实验主要为匹配评分的回顾性实验，但结果依然充满争议。部分学者认为手术与 SBRT 相比，3 年生存率并无统计学差异，但更多的研究则显示手术的生存率、局部控制率均优于 SBRT。在高龄患者中的研究结论同样不一致：Shirvani 的研究显示肺叶切除术患者的 3 年生存率优于亚肺叶切除术，亚肺叶切除术优于 SBRT，而 Smith 的研究则显示 SBRT 与亚肺叶切除的 3 年生存率基本相同。基于匹配评分试验的 Meta 分析部分解决了 SBRT 和手术治疗的争议，Deng 于 2017 年发表在《欧洲胸心外科杂志》的 Meta 分析提示，手术（无论是肺叶还是亚肺叶切除术）在生存率上明显优于 SBRT，但局部复发率无明显统计学差异。

目前 ASTRO、ASCO 及 NCCN 的指南均认可将 SBRT 用于治疗无法耐受手术的早期非小细胞肺癌，其安全性和有效性被越来越多的学者接受。对于可手术的早期非小细胞肺癌患者，解剖性肺叶切除联合纵隔淋巴结清扫仍然是首选治疗方案。但数据表明选择非手术疗法的趋势越来越明显，这就驱使我们必须面对"什么样的早期可手术非小细胞肺癌患者在什么时候适合行 SBRT 治疗"的问题。尽管 ASTRO 及 ASCO 指南均推荐 SBRT 适用于"高危"手术患者，但什么样的患者是"高危"及"高危"是否会引发更高的手术风险，目前仍然缺乏合适的评估标准。而这个关键问题的解决方案缺失，也造成了随机临床试验设计及入组的困难。

目前 SBRT 与手术之争仍缺乏高质量的临床试验，主要由于传统的 RCT 入组标准无法适应新试验的分组要求。对于高龄并伴有严重并发症的患者，我们会倾向于 SBRT 治疗；相对的一般状况良好且适合手术的患者，我们也毫无疑问倾向手术。问题出在所谓"高风险"的这部分患者。有研究者试图通过美国外科医师学会肿瘤学组（ACOSOG）标准（其中包括肺功能检查年龄）对临床 I A 期高风险患者的切除后结果进行研究。在检查了1066 名在常规临床实践中接受手术的患者，他们发现 194 名患者（18%）符合"高风险"标准，这些患者中约有 60% 接受了肺叶切除手术。在所有接受肺叶切除术的患者中，所谓的高危患者和正常风险患者的主要发病率和住院死亡率相同。患者的风险状态可能是有形和无形因素的集合，包括年龄、功能状态和患者依从性等。这些微妙的风险因素几乎不可能在传统 RCT 的入选标准中有所体现。肿瘤的大小、位置及与相邻结构的关系都可能影响治疗的选择，而这同样难以在入组标准中体现。因此，如何筛选出真正可能受益的患者并随机分组成为进一步研究的最重要挑战。

基于目前已有的证据，虽然 SBRT 对患者的损伤更小，但是谈论 SBRT 取代手术作为早期非小细胞肺癌的一线治疗仍然为时过早。在目前 SBRT 的治疗选择中，外科医生和放射科医生往往不能达成共识，患者治疗方式的选择经常取决于就诊的科室及与医生的沟通信任程度。外科医生对于 SBRT 的认可度不够，对于相关随机试验的参与积极性不高，可能也是随机对照试验难以合理设计、开展的原因。对于 SBRT 这项新开展的疗法，外科医生应当更积极地了解并参与适应证的制定。在临床工作中，对于早期非小细胞肺癌患者治疗方案的选择也应当有更多的科室参与进来，以使患者获得更大的收益。尽管正在进行的随机试验仍然存在缺陷，但结果仍然值得期待，并能进一步指导接下来随机试验的设计。SBRT 与手术之争，并不能简单地在现有的框架下进行对比，患者的入组标准仍然需要更合理细致的评估标准以找到更适合 SBRT 的人群。

（温焕舜）

参考文献

1. GINSBERG R J, RUBINSTEIN L V. Randomized trial of lobectomy versus limited resection for T1 N0 non-small cell lung cancer. Lung Cancer Study Group. Ann Thorac Surg, 1995, 60 (3): 615-623.

2. ALTORKI N K, YIP R, HANAOKA T, et al. Sublobar resection is equivalent to lobectomy for clinical stage 1A lung cancer in solid nodules. J Thorac Cardiovasc Surg, 2014, 147 (2): 754-764.

3. TANDBERG D J, TONG B C, ACKERSON B G, et al. Surgery versus stereotactic body radiation therapy for stage I non-small cell lung cancer: a comprehensive review. Cancer, 2018, 124 (4): 667-678.

4. Beltramo G, Bianchi L C, Bergantin A, et al. Stereotactic body radiotherapy for primary lung cancer: A non invasive treatment approach in medically inoperable patients. Lung Cancer, 2011, 71: S38.

5. MOKHLES S, VERSTEGEN N, MAAT A P W M, et al. Comparison of clinical outcome of stage I non-small cell lung cancer treated surgically or with stereotactic radiotherapy: results from propensity score analysis. Lung Cancer, 2015, 87 (3): 283-289.

6. CHANG J Y, SENAN S, PAUL M A, et al. Stereotactic ablative radiotherapy versus lobectomy for operable stage I non-small-cell lung cancer: a pooled analysis of two randomised trials. Lancet Oncol, 2015, 16 (6): 630-637.

7. ROSEN J E, SALAZAR M C, WANG Z H, et al. Lobectomy versus

stereotactic body radiotherapy in healthy patients with stage I lung cancer. J Thorac Cardiovasc Surg, 2016, 152（1）：44-54.

8. YEROKUN B A, JEFFREY YANG C F, GULACK B C, et al. A national analysis of wedge resection versus stereotactic body radiation therapy for stage IA non-small cell lung cancer.J Thorac Cardiovasc Surg, 2017, 154（2）：675-686.

9. PALMA D, VISSER O, LAGERWAARD F J, et al. Treatment of stage I NSCLC in elderly patients：a population-based matched-pair comparison of stereotactic radiotherapy versus surgery. Radiother Oncol, 2011, 101（2）：240-244.

10. CORNWELL L D, ECHEVERRIA A E, SAMUELIAN J, et al. Video-assisted thoracoscopic lobectomy is associated with greater recurrence-free survival than stereotactic body radiotherapy for clinical stage I lung cancer. J Thorac Cardiovasc Surg, 2018, 155（1）：395-402.

11. SMITH B D, JIANG J, CHANG J Y, et al. Cost-effectiveness of stereotactic radiation, sublobar resection, and lobectomy for early non-small cell lung cancers in older adults. J Geriatr Oncol, 2015, 6（4）：324-331.

12. NIEDER C, ANDRATSCHKE N H, GUCKENBERGER M. A pooled analysis of stereotactic ablative radiotherapy versus lobectomy for operable stage I non-small cell lung cancer：is failure to recruit patients into randomized trials also an answer to the research question? Ann Transl Med, 2015, 3（11）：148.

13. SAMSON P, KEOGAN K, CRABTREE T, et al. Interpreting survival data from clinical trials of surgery versus stereotactic body radiation therapy in operable stage I non-small cell lung cancer patients. Lung Cancer, 2017, 103：6-10.

14. MATSUO Y, CHEN F, HAMAJI M, et al. Comparison of long-term survival outcomes between stereotactic body radiotherapy and sublobar resection for stage I non-small-cell lung cancer in patients at high risk for lobectomy: a propensity score matching analysis. Eur J Cancer, 2014, 50 (17): 2932-2938.

15. VAN DEN BERG L L, KLINKENBERG T J, GROEN H J M, et al. Patterns of recurrence and survival after surgery or stereotactic radiotherapy for early stage NSCLC. J Thorac Oncol, 2015, 10 (5): 826-831.

16. PURI V, CRABTREE T D, BELL J M, et al. Treatment outcomes in stage I lung cancer: a comparison of surgery and stereotactic body radiation therapy. J Thorac Oncol, 2015, 10 (12): 1776-1784.

17. CRABTREE T D, PURI V, ROBINSON C, et al. Analysis of first recurrence and survival in patients with stage I non-small cell lung cancer treated with surgical resection or stereotactic radiation therapy. J Thorac Cardiovasc Surg, 2014, 147 (4): 1183-1192.

18. SHIRVANI S M, JIANG J, CHANG J Y, et al. Comparative effectiveness of 5 treatment strategies for early-stage non-small cell lung cancer in the elderly. Int J Radiat Oncol Biol Phys, 2012, 84 (5): 1060-1070.

19. DENG H Y, WANG Y C, NI P Z, e t a l. Radiotherapy, lobectomy or sublobar resection? a meta-analysis of the choices for treating stage I non-small-cell lung cancer. Eur J Cardiothorac Surg, 2017, 51 (2): 203-210.

20. ETTINGER D S, WOOD D E, AISNER D L, et al. Non-small cell lung cancer, version 5.2017, NCCN clinical practice guidelines in oncology. J Natl Compr

Canc Netw, 2017, 15 (4): 504-535.

21. VIDETIC G M M, DONINGTON J, GIULIANI M, et al. Stereotactic body radiation therapy for early-stage non-small cell lung cancer: executive summary of an ASTRO evidence-based guideline. Pract Radiat Oncol, 2017, 7 (5): 295-301.

22. SCHNEIDER B J, DALY M E, KENNEDY E B, et al. Stereotactic body radiotherapy for early-stage non-small-cell lung cancer: american society of clinical oncology endorsement of the american society for radiation oncology evidence-based guideline. J Clin Oncol, 2018, 36 (7): 710-719.

非小细胞肺癌寡转移的外科治疗

非小细胞肺癌是目前世界范围内发病率及致死率最高的恶性肿瘤之一，20% ～ 50% 的患者在首次就诊时已经发生了远处转移。最常见的转移部位是脑、骨、肝脏、肾上腺，在已经发生远处转移的患者中，中位生存期仅为 5 ～ 7 个月，而 5 年生存率则非常低，只有约 10%。但并不是所有的转移都是广泛的、不可手术治疗的，对那些转移灶数量有限并且局限在有限器官的肺癌患者，我们称之为肺癌寡转移。

26. NSCLC 寡转移的概念

经典的肿瘤转移理论"种子与土壤"学说认为，肿瘤细胞作为"种子"可以通过血管或淋巴管形成播散，种植在原发器官以外的其他"土壤"器官上，形成微小转移灶或者继续生长，最终形成更大的转移灶。20 世纪 90 年代，Hellman 和 Weichselbaum 共同提出"寡转移"的概念，即有限器官及有限数目的肿瘤转移，认为寡转移可能是肿瘤转移过程中的一个中间状态，是肿瘤生物侵袭性较温和的时期，界于局限性原发灶与广泛性转移之间的过渡阶段，转移瘤的数目、受累脏器相对有限，转移的器官具有特异性。特异的肿瘤基因编码与特殊的转移微环境决定了其相对局限的转移潜能，使其在相当长的时期内尽管已发生远处转移但尚不具备全身广泛播散的倾向。传统观点认为已经发生转移的非小细胞肺癌患者不适合进行外科治疗，因为局部手术不仅无法根治肿瘤，反而会引起免疫力下降，甚至导致肿瘤更快的播散等，而寡转移的提出为肺癌远处转移进行积极手术治疗提供了理论依据。有限器官和有限数目一直以来都缺乏一个确切的定义。部分学者将寡转移定义为 1 ～ 2 个器官中不超过 5 个转移灶。近年来随着研究的深入，单个器官中不超过 3 个转移灶成为更为合适的界定。2015 年，国际肺癌研究协会提出的第 8 版 NSCLC 中，寡转移被归类为 M1b，预后与 M1c 相似。新分期特别强调了局部治疗手段（如手术切除、立体定向放疗等）在肺癌寡转移治疗中的优势地位。这种新分期的出现，再一次表明寡转移的理念在肺癌中确实存在并被部分证实。

在肺癌寡转移的研究中，还需要确定转移灶是与原发灶同时性还是异时性。根据转移灶出现的不同时间，通常将寡转移分为同时性转移和异时性转移，绝大多数研究证实，同时性转移较异时性转移预后好，可能同时性转移意味着肿瘤的生物侵袭性更强，恶性程度更高，肿瘤进程更晚。但在确定同时性转移和异时性转移的时间间隔上，目前的研究文献还存在争议，时间从 0 到 6 个月不等。肿瘤可能在发现原发灶的过程中已经发生了转移，但是由于影像学检查敏感性的限制，可能并未被发现。因此，在一段较短的时间间隔后，转移灶肿瘤才被探及，从这个意义上讲，以 6 个月为期限应是较为合适的标准。

对于非小细胞肺癌寡转移来说，不断增多的研究表明，这部分患者在同时去除了胸部及转移部位病灶后，生存时间得到了延长，但其中多数为回顾性研究。仅有的一篇随机对照研究显示，局部巩固治疗（包括手术与放化疗）相比保守治疗可以使患者生存明显获益。

与此同时，对于非小细胞肺癌寡转移，不同部位之间并未进行系统的比较分析，目前临床指南也仅对脑部寡转移患者的治疗给出了建议。对于肺内寡转移，由于其较为特殊，同侧转移列入 T4 肺癌，因此肺内转移在此不做讨论。

27. NSCLC 寡转移的判定

判断并确认肺癌发生了寡转移，对于治疗策略的选择异常关键。病理学确认是金标准，但影像学检查依然是最主要的手段。CT 在临床评估中发挥了重要作用，成为最主要的判断标准，而特定的影像学检查意义又有不同。在头颅、骨骼、肝脏等转移的判定中，MRI 检查具有重要的作用。B 超作为一种无创、无辐射、普及度广的检查方式，在腹部及多个脏器的转移灶筛查中也起到了重要的作用。放射性核素骨扫描则对骨转移的筛查和确认具有非常重要的作用。PET-CT 对于转移灶的判定意义重大。而随着技术进一步的发展，PET-MRI 等更多功能成像技术的出现，可能对未来转移灶的判断具有更为重要的影响。我们认为，如果有条件，进行病理确认是最佳选择；在无法进行病理确认的情况下，对于可疑部位进行至少两种或两种以上影像学检查的相互交叉确认非常必要。

28. 非小细胞肺癌不同部位的寡转移

（1）脑转移

脑是非小细胞肺癌转移中最常见的位置，在初诊时发生脑转移的患者大约占 10%，未经治疗的脑转移患者中位生存期为 1～2 个月。Collaud S 等的研究表明手术切除原发灶及转移灶后，5 年生存率最高可达 36.8%，能够明显改善患者的预后。目前，脑转移灶治疗方式主要有 3 种：手术、立体定向放疗及全脑放疗，其中全脑放疗常被用于联合手术或立体定向放疗。单纯行姑息性全脑放疗曾经被推荐为 NSCLC 合并脑转移患者的一线治疗模式，其有效控制率约为 75%，却只能将患者的中位生存期延长至 3～6 个月。尽管全脑放疗减少了术后脑部转移灶的复发率，却并未增加患者的总体生存率，并且全脑放疗还会导致很多神经系统的并发症，如认知障碍，因此近年来已不作为标准的治疗方案。目前手术切除与立体定向放疗已成为非小细胞肺癌脑转移的主要局部治疗手段。Collaud 的研究表明脑转移瘤切除后总体 5 年生存率可达 37%。Patchell 及 Magilligan 的研究表明手术联合全脑放疗有助于提高患者的生存期，并且能预防肿瘤的复发。与手术及全脑放疗不同的是，立体定向放疗是将高剂量放射线全部集中于颅内病变，减轻了对周围脑组织的放射量，从而减少了神经系统的并发症。针对手术与立体定向放疗的效果，Qin H 等对其进行了系统的比较，认为二者在远期效果上无明显区别。Lin X 等则发现立体定向放疗适用于有限数目的脑转移灶，而当单个病灶直径＞4 cm 时手术切除效果更好。

（2）肾上腺转移

肾上腺是仅次于脑的另一好发转移部位，发生率占 5% ～ 10%。NSCLC 合并肾上腺转移以单侧肾上腺受累多见，主要表现为单一的转移灶或是数个小结节，影像学上表现出的可疑病灶并非代表了一定是肾上腺转移灶，也有可能是肾上腺腺瘤，需经病理学诊断确认。Meyer 等人的研究表明同侧肾上腺转移患者较对侧及双侧转移的患者生存期更长，肿瘤细胞可能通过同侧淋巴管转移至同侧肾上腺。而当出现对侧肾上腺转移时则提示肿瘤可能已经发生血行转移。然而 Raz 的研究则表明同侧转移的生存率高于对侧转移，但无统计学差异。Kocijancic 分析了同侧、对侧及双侧肾上腺转移在不同分期肺癌中的发生率。在已接受肺部手术的患者中，对侧及双侧肾上腺转移的发生率为37%，而不具备手术条件的患者中，其发生率为71%，二者有着明显的差别。目前肾上腺转移瘤主要以局部治疗为主（如手术切除、立体定向放疗、射频消融等），必要时联合全身系统性治疗。早在1996年Luketich等的一项回顾性队列研究发现，非小细胞肺癌并发孤立性肾上腺转移，手术切除原发灶及转移灶较仅仅接受根治性化疗，中位生存期明显延长。Raz等则对比了37例伴有肾上腺转移的非小细胞肺癌患者生存情况，表明同时切除肺部及肾上腺病灶的患者5年的生存率为34%，中位生存期达到19个月，远高于未手术患者的6个月。Milano等的研究表明立体定向放疗可以使肾上腺寡转移的空置率达74%，中位生存期约为18个月。虽然相关研究逐渐增多，但目前仍没有相关的前瞻性随机对照试验。肾上腺寡转移的手术时机及手术方式的选择目前尚无一致意见，既往研究认为，为了减少肾上腺皮质功能不全导致的术中风险，建议先行肺部原发灶的切除，限期行肾上腺转移灶的切除。

（3）骨转移

骨转移患者的预后较其他部位转移患者明显差。临床上针对骨转移的治疗多以姑息性的为主，主要目的是预防病理性骨折或是改善骨痛，以及减少肿瘤的负荷。姑息性治疗主要以放疗为主，对于肺部原发灶分期较早，无明显其他转移灶且骨转移灶数目相对局限的情况下可考虑手术治疗。Tokuhashi等提出，在发生了骨转移的各类肿瘤患者中，椎体转移及较少的转移灶数目是其预后的有利因素。Chadeyras 等对 32 例侵及椎体的 NSCLC（T4 期）行椎体切除或部分切除，其中 87% 患者获得了根治性切除，5 年生存率为 24%。Sugiura 等分析了 118 例发生骨转移的非小细胞肺癌患者，非四肢骨转移及 *EGFR* 靶向治疗是有利的预后因素。在目前有限的非小细胞肺癌骨转移手术治疗报道中，椎体转移及单个骨转移可获得较好的预后。Murakami H 等分析了 4 例椎体转移患者，发现同时切除胸部及病灶椎体后均生存 2 年以上，其中 2 例生存时间超过 5 年。Zhao T 等的研究显示，单个数目的骨转移可能是潜在的手术治疗获益者，但以上结论还需要更大样本病例研究的验证。

（4）肝转移

肝脏是很多恶性肿瘤好发转移的器官，肺癌细胞通过体循环到达肝脏。肺癌肝转移预后较差，多在 7 个月内死亡，主要死因是肝衰竭、转移性肝癌破裂出血及门静脉癌栓。对于肝转移，局部治疗尤其是外科手术治疗的目的主要是切除所有可探及的相对有限的病灶，保证 R0 切除，这已经逐渐被大家认同和接受。近些年虽有肝转移经手术治疗后获得长期生存的报告，但适合手术的患者仍较少，外科手术治疗的意义及前景仍需进一步临床证实。

（5）其他转移

脑、肾上腺、骨及肝脏以外转移的患者较为少见，寡转移更是罕见，且多为个案报道。其中报道手术治疗的更是少之又少，且生存期长短不一。对于这部分患者的治疗，临床上目前尚无统一的标准和充分的研究，总的来说，首先完善详细地全身检查，排除全身转移的可能，在可切除原发灶的前提下针对寡转移灶进行局部治疗，包括手术及放疗，必要时联合全身治疗，控制转移灶情况。

29. 胸部病灶分期会影响肺癌寡转移手术的效果

在不考虑转移灶情况的前提下，肺部原发肿瘤 N2 淋巴结状态是最为重要的预后影响因素。包含较多病例的脑及肾上腺转移报道均提示，纵隔淋巴结阳性会明显降低远期生存率。在骨转移中，Zhao 等分析了 5 例淋巴结阴性的骨转移患者预后，其中 4 例获得较长生存期。因此，对于怀疑寡转移的患者，了解其纵隔淋巴结状态十分重要，通常采用纵隔镜检查、超声内镜引导下的经支气管针吸活检或超声内镜引导下细针穿刺活检，可以对淋巴结进行详细地分期。T 分期对生存情况也同样产生影响，在脑转移患者中，T1 ～ T2 期患者生存明显好于 T3 ～ T4 期。Endo 等在一项前瞻性试验中纳入了 34 例 T1 ～ 2 N0 ～ 1 分期的患者，经手术治疗后，5 年期望生存率可达到 40%。

对肺癌不同部位寡转移治疗方案的确定需要进行多学科会诊，通过胸外科、肿瘤科、放疗科及其他科室医生的通力协作，综合讨论确定。一般来说，对于肺癌脑转移，其基本治疗策略遵从指南推荐；对于肾上腺转移，同侧转移在患者身体状况允许的情况下，开展同期或分期的原发灶和转移灶的手术切除；对于骨转移，通常对原发灶进行手术后，在积极全身治疗的基础上，对转移灶行进一步的手术或放射治疗；对于肝脏寡转移，在病灶局限的情况下，亦可开展同期或限期切除；其他少见部位的转移，在临床少见，还需进一步积累经验。

（张　军）

参考文献

1. CHEN W Q, ZHENG R S, BAADE P D, et al. Cancer statistics in China, 2015. CA Cancer J Clin, 2016, 66（2）：115-132.

2. RAMALINGAM S, BELANI C. Systemic chemotherapy for advanced non-small cell lung cancer：recent advances and future directions. Oncologist, 2008, 13（Suppl 1）：5-13.

3. GROOME P A, BOLEJACK V, CROWLEY J J, et al. The IASLC lung cancer staging project：validation of the proposals for revision of the T, N, and M descriptors and consequent stage groupings in the forthcoming （seventh） edition of the TNM classification of malignant tumours. J Thorac Oncol, 2007, 2（8）：694-705.

4. NICHOLSON A G, CHANSKY K, CROWLEY J, et al. The international association for the study of lung cancer lung cancer staging project：proposals for the

revision of the clinical and pathologic staging of small cell lung cancer in the forthcoming eighth edition of the TNM classification for lung cancer. J Thorac Oncol, 2016, 11 (3): 300-311.

5. PAGET S. The distribution of secondary growths in cancer of the breast. 1889. Cancer Metastasis Rev, 1989, 8 (2): 98-101.

6. HELLMAN S, WEICHSELBAUM R R. Oligometastases. J Clin Oncol, 1995, 13 (1): 8-10.

7. NIIBE Y, CHANG J Y, ONISHI H, et al. Oligometastases/ oligo-recurrence of lung cancer. Pulm Med, 2013, 2013: 438236.

8. COLLAUD S, STAHEL R, INCI I, et al. Survival of patients treated surgically for synchronous single-organ metastatic NSCLC and advanced pathologic TN stage. Lung Cancer, 2012, 78(3): 234-238.

9. ENDO C, HASUMI T, MATSUMURA Y, et al. A prospective study of surgical procedures for patients with oligometastatic non-small cell lung cancer. Ann Thorac Surg, 2014, 98 (1): 258-264.

10. DETTERBECK F C, BOFFA D J, KIM A W, et al. The eighth edition lung cancer stage classification. Chest, 2017, 151 (1): 193- 203.

11. GRANONE P, MARGARITORA S, D'ANDRILLI A, et al. Non-small cell lung cancer with single brain metastasis: the role of surgical treatment. Eur J Cardiothorac Surg, 2001, 20 (2): 361-366.

12. WRONSKI M, ARBIT E, BURT M, et al. Survival after surgical treatment of brain metastases from lung cancer: a follow-up study of 231 patients treated between

1976 and 1991. J Neurosurg, 1995, 83 (4): 605-616.

13. SALAH S, TANVETYANON T, ABBASI S. Metastatectomy for extra-cranial extra-adrenal non-small cell lung cancer solitary metastases: systematic review and analysis of reported cases. Lung Cancer, 2012, 75 (1): 9-14.

14. CHIDEL M A, SUH J H, GRESKOVICH J F, et al. Treatment outcome for patients with primary nonsmall-cell lung cancer and synchronous brain metastasis. Radiat Oncol Investig, 1999, 7 (5): 313-319.

15. RAZ D J, LANUTI M, GAISSERT H C, et al. Outcomes of patients with isolated adrenal metastasis from non-small cell lung carcinoma. Ann Thorac Surg, 2011, 92 (5): 1788-1792, 1793.

16. GOMEZ D R, BLUMENSCHEIN JR G R, LEE J J, et al. Local consolidative therapy versus maintenance therapy or observation for patients with oligometastatic non-small-cell lung cancer without progression after first-line systemic therapy: a multicentre, randomised, controlled, phase 2 study. Lancet Oncol, 2016, 17 (12): 1672-1682.

17. RICHARDS P, MCKISSOCK W. Intracranial metastases. Br Med J, 1963, 1 (5322): 15-18.

18. KOCHER M, SOFFIETTI R, ABACIOGLU U, et al. Adjuvant whole-brain radiotherapy versus observation after radiosurgery or surgical resection of one to three cerebral metastases: results of the EORTC 22952-26001 study. J Clin Oncol, 2011, 29 (2): 134-141.

19. MAGILLIGAN JR D J, DUVERNOY C, MALIK G, et al. Surgical approach

to lung cancer with solitary cerebral metastasis: twenty-five years' experience. Ann Thorac Surg, 1986, 42 (4): 360-364.

20. PATCHELL R A, TIBBS P A, WALSH J W, et al. A randomized trial of surgery in the treatment of single metastases to the brain. N Engl J Med, 1990, 322 (8): 494-500.

21. QIN H, WANG C, JIANG Y Y, et al. Patients with single brain metastasis from non-small cell lung cancer equally benefit from stereotactic radiosurgery and surgery: a systematic review. Med Sci Monit, 2015, 21: 144-152.

22. LIN X L, DEANGELIS L M. Treatment of brain metastases. J Clin Oncol, 2015, 33 (30): 3475-3484.

23. BARONE M, DI NUZZO D, CIPOLLONE G, et al. Oligometastatic non-small cell lung cancer (NSCLC): adrenal metastases. experience in a single institution. Updates Surg, 2015, 67 (4): 383-387.

24. MEYER K K. Direct lymphatic connections from the lower lobes of the lung to the abdomen. J Thorac Surg, 1958, 35 (6): 726-733.

25. KOCIJANCIC I, VIDMAR K, ZWITTER M, et al. The significance of adrenal metastases from lung carcinoma. Eur J Surg Oncol, 2003, 29 (1): 87-88.

26. LUKETICH J D, BURT M E. Does resection of adrenal metastases from non-small cell lung cancer improve survival? Ann Thorac Surg, 1996, 62 (6): 1614-1616.

27. MILANO M T, KATZ A W, ZHANG H, et al. Oligometastases treated with stereotactic body radiotherapy: long-term follow-up of prospective study. Int J Radiat

Oncol Biol Phys, 2012, 83 (3): 878-886.

28. KAWANO D, TAKEO S, KATSURA M, et al. Surgical treatment of stage IV non-small cell lung cancer. Interact Cardiovasc Thorac Surg, 2012, 14 (2): 167-170.

29. SUGIURA H, YAMADA K, SUGIURA T, et al. Predictors of survival in patients with bone metastasis of lung cancer. Clin Orthop Relat Res, 2008, 466 (3): 729-736.

30. CHADEYRAS J B, MAZEL C, GRUNENWALD D. Vertebral en bloc resection for lung cancer: twelve years' experience. Ann Chir, 2006, 131 (10): 616-622.

31. MURAKAMI H, KAWAHARA N, DEMURA S, et al. Total en bloc spondylectomy for lung cancer metastasis to the spine. J Neurosurg Spine, 2010, 13 (4): 414-417.

32. ZHAO T, GAO Z L, WU W M, et al. Effect of synchronous solitary bone metastasectomy and lung cancer resection on non-small cell lung cancer patients. Oncol Lett, 2016, 11 (3): 2266-2270.

33. MIYAAKI H, ICHIKAWA T, TAURA N, et al. Diffuse liver metastasis of small cell lung cancer causing marked hepatomegaly and fulminant hepatic failure. Intern Med, 2010, 49 (14): 1383-1386.

局限期小细胞肺癌的治疗策略

　　肺癌是我国最常见的恶性肿瘤，全国肿瘤登记中心（NCCR）2016 年发布的数据显示，肺癌在男性患者中占据第 1 位，在女性患者中仅次于乳腺癌。主要类型包括非小细胞肺癌和小细胞肺癌，SCLC 占新发肺癌的 13%，是一种侵袭性较高的神经内分泌肿瘤，在临床和病理特点上明显不同于 NSCLC，具有生长迅速、容易耐药、较早转移等特点。SCLC 是与吸烟相关性最强的一种肺癌类型，超过 90% 的 SCLC 患者有严重吸烟史。强制戒烟和宣传教育对于改善大众的吸烟行为、降低肺癌尤其是 SCLC 发病率有一定的帮助。由于癌细胞倍增时间短、侵袭能力强等生物学行为，虽然 SCLC 对放化疗较敏感，但早期易出现广泛转移，单一治疗效果较差，目前临床上多采用手术联合放疗、化疗的综合治疗为主。对于 SCLC 患者，选择合适的治疗方式显得尤为重要。

30. 曲折前进的小细胞肺癌治疗方式

　　SCLC 的治疗一直是困扰医生的难题，然而研究者探索的脚步从未终止。最初全肺切除术是唯一的措施。1962 年，Kreyberg 认识到肺癌病理分类，认为应根据 NSCLC 与 SCLC 不同的生物学特征，采用不同的治疗措施。1969 年，Miller AB 等报道了对 SCLC 的患者分别行手术和放射治疗的 5 年生存结果的对照试验，纳入 144 例 SCLC 患者，手术组 71 例、放疗组 73 例，2 年生存率分别为 4% 和 10%，4 年生存率分别为 3% 和 7%，5 年生存率分别为 1% 和 4%，中位生存期分别为 199 天和 284 天（$P=0.05$），就生存率而言，放疗效果好于手术。1973 年 Fox W 等继续 Miller AB 的对照试验观察 10 年后的临床结局，手术组无生存患者，放疗组仍有 3 例患者生存，手术组与放疗组中位生存期分别为 199 天和 300 天（$P=0.04$）。这更加证实了 Miller AB 试验结果，更加坚信了手术与放疗相比并无获益。随着放疗在 SCLC 治疗中的广泛应用，由放疗科医师主导的美国退伍军人肺癌协会（Veterans Administration Lung Study Group，VALSG）分期系统逐渐被应用到临床。1994 年，Lad T 等进行的一项前瞻性随机临床试验，比较对化疗敏感的 SCLC 患者进行手术治疗的差异，手术组 70 例、非手术组 76 例，中位生存期分别为 15.4 个月和 18.6 个月，2 年生存率均为 20%，生存曲线并无差异（$P=0.78$），研究认为手术治疗在多学科治疗中并无益处。以上研究使外科手术逐渐退出 SCLC 的治疗方案。

经历了 20 世纪早中期的全肺手术及 20 世纪中晚期手术的低谷，到了 21 世纪，全世界范围内已经有了相当多的手术治疗结果，为大宗病例回顾性分析提供了方便。由于 SCLC 患者的异质性大，预后差异明显，同期别患者最佳疗效的治疗方式不同，VALSG 的二分法无法更好地为确定治疗方案和判断预后提供帮助，同时，AJCC 制订的 TNM 分期方法被广泛应用于大多数恶性肿瘤包括 SCLC 的临床科研和实践。2009 年，IASLC 根据大宗数据的分析（13 290 例为 SCLC）认为 TNM 分期方法可以较好地预测预后，推荐 SCLC 应用第 7 版 TNM 分期。2017 年开始应用的第 8 版肺癌分期更加精确地对 SCLC 进行了分期，为 SCLC 的综合治疗奠定了理论基础。

外科手术在 SCLC 的综合治疗中取得显著效果得益于胸外科前辈们对 SCLC 的不断研究与探索。Davis S 等在 1993 年进行的一项关于临床Ⅰ～Ⅱ期 SCLC 患者手术后辅助化疗的前瞻性分析，纳入 37 例手术切除的临床Ⅰ～Ⅱ期肺癌患者，术后证实病理Ⅰ期有 10 例，病理Ⅱ期 14 例，病理Ⅲ期 8 例，术后予以环磷酰胺、阿霉素、长春新碱 6 个疗程治疗，之后予以预防性脑照射（prophylactic cranial irradiation，PCI），病理Ⅰ期、Ⅱ期和Ⅲ期中位生存期分别为 162 周、86 周和 63 周，5 年生存率分别为 50%、35% 和 21%，研究证明对于早期 SCLC 患者，手术＋化疗＋预防性脑照射可以延长患者生存期。Rostad H 等收集

1993—1999 年 2442 例 SCLC，其中 38 例接受了包含手术的综合治疗，手术组患者的 5 年生存率高于未行手术治疗的 SCLC，分别为 44.9% 和 11.3%，考虑到当时 SCLC 的 5 年总生存率小于 10%，手术可以使患者获益。Schreiber D 等通过 SEER 数据库回顾 1988—2002 年 14 179 例 SCLC 患者，其中 863 例患者接受了手术治疗，分析手术治疗 SCLC 患者的远期生存，其中 T1～2Nx～0 患者中位生存期非手术治疗与手术治疗分别为 15 个月和 42 个月（$P < 0.001$），2251 例 N0 患者中，435 例手术治疗者的中位生存期 40 个月，优于非手术者的 15 个月（$P < 0.001$）；802 例 N1 患者中 164 例手术治疗者中位生存期 29 个月，优于非手术者的 14 个月（$P < 0.001$），得出局限期 SCLC 手术在综合治疗中优于单纯放化疗。Iwata T 等 1990—2007 年间研究 37 例 SCLC 患者，术后病理证实发生不同程度的病理升级，病理 I 期相比病理 II 期有更好的生存率，临床分期中却没有发现差异，认为手术可以提高患者的生存率，并且可以提供准确的分期，为下一步治疗提供依据。Combs SE 等在 2015 年根据 NCDB 收集 28 621 例 SCLC 资料，2476 名接受手术治疗的 SCLC 患者中，临床分期为 I 期、II 期和 III A 期的 5 年总生存率分别为 51%、25% 和 18%，手术加化疗可以减少死亡率，更加肯定了手术在综合治疗中的作用。随着手术效果的不断提高，各个机构的临床指南不断更新，欧洲内科肿瘤学会（ESMO）、ACCP、ASCO 和 2018 年第 2 版 NCCN 指南均推荐：T1～2N0M0 SCLC 患者

适用于手术，对于超过 T1 ～ 2N0M0 SCLC 患者手术并不能使其
获益。

31. 新辅助化疗

对于早期发现的 T1 ～ 2N0M0 SCLC 是否需先行手术治疗
或者先行新辅助化疗之后再行手术治疗一直存在争议。Hara N
等纳入 1972—1982 年间临床分期分别为Ⅰ期、Ⅱ期和ⅢA 期
的 SCLC 患者 81 例，19 例行手术后化疗、17 例化疗后行手术，
5 年生存率分别为 42% 和 33%，差别并无统计学意义。Wada H
等回顾性分析了 1976—1991 年间 46 例接受手术的 SCLC 患者，
17 例采用新辅助化疗方案、23 例手术后加化疗、6 例单纯手术
治疗，临床分期为Ⅰ期和Ⅱ期患者的新辅助化疗组的 5 年生存率
高达 80%，术后化疗组 5 年生存率为 37.3%（P=0.10），看似较
高的生存率，但统计学无显著性差异，而那些单纯手术的则没有
生存超过 5 年的。另外，临床分期为Ⅰ期、Ⅱ期的 SCLC 患者术
后病理证实有 30.8% 已经发生了纵隔淋巴结转移，7.7% 发生肺
内转移，考虑新辅助化疗的优势及术前和术后病理分期的差异，
对于临床分期Ⅰ期、Ⅱ期的患者行新辅助化疗可以实现良好的预
后。Veronesi G 等从 1998 年开始的前瞻性研究截止 2004 年，共
有 23 例分期为Ⅰ～ⅢA 期 SCLC 患者接受了新辅助化疗，化疗
后进行评估，其中 4 例获得了完全缓解，Ⅰ期 7 例、Ⅱ期 7 例、

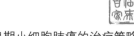

Ⅲ期5例，中位随访期为19个月，总复发率和局部复发率分别为52%和17%，新辅助化疗后分期为0期和Ⅰ期对比Ⅱ期和Ⅲ期有更好的生存率（P=0.025），并且有更低的复发率（P=0.027）。对于9例ⅢA期SCLC，新辅助化疗使6例发生降级，2例获得CR，2例降为Ⅰ期，2例降为Ⅱ期，研究者认为，患者的生存期与经新辅助化疗诱导后的病理分期相关性更大，对于诱导前为N2、化疗后为N0者的预后比不经化疗直接手术者更有治愈的可能。新辅助化疗较好的SCLC患者重新分期为0或者Ⅰ期后，手术治疗可以获益，而新辅助化疗反应较弱的患者则预示着较差的预后，不推荐手术治疗。Granetzny A等进行多中心研究，纳入95例局限期SCLC，其中术后联合放化疗的有64人（Ⅰ组），接受新辅助治疗后行手术联合放化疗的有31人（Ⅱ组），这31人又分为新辅助化疗后纵隔淋巴结转阴（ⅡA组）和对新辅助化疗无反应（ⅡB组），其中Ⅰ组为病理分期为Ⅰ期＋Ⅱ期的SCLC患者，Ⅱ组为病理分期ⅢA或者ⅢB的患者，Ⅰ组、ⅡA组和ⅡB组的中位生存期分别为31.3个月、31.7个月和12.4个月，故研究者认为对于病理分期为Ⅰ期或者Ⅱ期者可行手术联合放化疗；对于病理分期为Ⅲ期可先行新辅助化疗，之后手术仅适用于新辅助化疗后纵隔淋巴结转阴（即化疗后降期降级）的患者。

目前标准治疗是4个周期的联合化疗（常为顺铂＋依托泊苷），化疗早期联合同步胸部放疗，尽管卡铂可替代顺铂与依托泊苷联用（其在统计学上结局相近），但由于缺乏这种情况下的直接比较数据，SCLC 患者优选依托泊苷。如果因已存在的神经病变、听力受损、肾功能不全或充血性心力衰竭等原因禁用顺铂，则可用卡铂替代顺铂。

32. 放疗

影响放疗疗效的关键因素是放射剂量、治疗靶区、剂量分割方案及化疗联合。与单纯化疗相比，化疗加胸部放疗使生存情况出现较小但有统计学意义的改善，但此联合方案也增加了毒性。两项大型 Meta 分析提示，在局部复发和生存方面，化疗联合胸部放疗有益。一项 Meta 分析纳入了 11 项随机试验，发现加用胸部放疗使局部控制率取得 23% 的提高（2 年局部控制率为 47% *vs.* 24%）。一项来自 NCDB 的较近期的评价证实，在临床试验之外使用胸部放疗有生存获益。

33. 预防性脑照射治疗

即便在没有神经系统症状的诊断为 SCLC 的患者中，隐匿性脑转移的发生率也很高。对于其他部位病灶，初始治疗反应良好的患者经常也会出现脑转移作为复发的唯一部位。人们广泛研究了 PCI 降低化疗后脑转移的发生率及预防脑转移相关的并发症和死亡。在全身化疗有效的广泛期小细胞肺癌（ES-SCLC）患者中，PCI 可降低症状性脑转移的发生率，但对总生存率的影响尚不清楚。日本和欧洲的 2 项随机多中心试验评估了 PCI 在 ES-SCLC 中的应用，结果显示患者对 PCI 治疗普遍耐受良好。我们的经验是，仅对初始治疗后获得完全缓解或非常好的部分缓解且体能状态良好的 ES-SCLC 患者考虑 PCI。应与此类患者进行个体化讨论来评估 PCI 相对观察处理的利弊。对于未接受 PCI 的患者，应进行定期脑部 MRI 来监测有无脑转移。

34. 靶向治疗与免疫治疗

手术及放化疗均为 SCLC 的主要治疗方式，但 SCLC 的总体生存率仍较低，现有的治疗方式已达到瓶颈。但随着生物免疫靶向治疗方式的出现，SCLC 的患者或许能见到一丝曙光。靶向治疗的原理是通过改变肿瘤的信号传导途径、影响血管生成等各种方式抑制肿瘤细胞的生长。靶向药物（如针对 *EGFR* 突变和 *ALK* 基因重排）在非小细胞肺癌中已经得到广泛应用，可以显著改善患者的预后及生存质量。在 SCLC 患者中，相关研究发现 SCLC 的分子异常及基因突变，并已经完成了大量的临床试验，但仍没有明确针对此肺癌亚型的靶向药物。c-KIT 抑制剂、表皮生长因子受体抑制剂（*EGFR*-TKIs）、胰岛素样生长因子 [（insulin-like growth factor-1，IGF-1）及其受体（IGF-1 receptor，IGF-1R）]、成纤维细胞生长因子受体（fibroblast growth factor receptor，FGFR）、MET 抑制剂、靶向 Hedgehog（Hh）通路、

PI3K/AKT/mTOR 通路、血管生成通路等都从临床试验逐步过渡到临床应用，但确切的疗效仍待观察。近年来在肺癌领域很多免疫治疗也不断发展，到目前为止，免疫检查点抑制剂通过抑制肿瘤细胞逃避免疫监视和识别，成为免疫治疗最有前景的方式。目前的研究主要基于程序性死亡受体 -1（programmed cell death protein-1，PD-1）和细胞毒性 T 淋巴细胞相关抗原 -4（cytotoxic T lymphocyte -associated，antigen-4，CTLA-4），大量免疫治疗的研究正在进行中。

35. 指南推荐的局限期 SCLC 患者治疗方案

2010 年 ESMO 临床诊疗指南推荐对局限期 SCLC 患者行依托泊苷联合铂类药物治疗，铂类药物首选顺铂，同时行胸部放疗；对于 T1 ～ 2N0M0 可以考虑手术切除，术后继续化疗并且行预防性脑放射治疗。术前的临床分期应该包括纵隔镜检查，但并没有相关的随机试验比较这种治疗方式与同步放化疗的差异。对于复发的患者应该考虑二线治疗，拓扑替康或联合环磷酰胺、阿霉素和长春新碱或许是一个可以接受的选择，现有的研究数据不能证明此种化疗方案优于其他疗法，由于缺乏关于疗效的证据，二线药物的选择应以患者的偏好和方便为基础，并考虑毒性反应。

2013 年 ACCP 发布的第 3 版 SCLC 临床诊疗指南推荐：SCLC 患者的分期既要包括 VALG 分期中的局限期（LS）和广泛

期（ES），同时也要包括 AJCC/ IASLC 的 TNM 分期；在 SCLC
患者检查中应用 PET 可以提高分期的准确性；手术仅适用于
Ⅰ期 SCLC 患者；PS 评分较好的局限期 SCLC 患者可以同步放
化疗；在化疗进行 1 ～ 2 个周期后尽早将放疗应用到治疗方案
中；化疗方案推荐铂类 + 依托泊苷 4 个周期；对于化疗有反应
（达到 CR 或者 PR）的 SCLC 患者可以考虑应用 PCI 以延长生存
期。到目前为止，尚没有针对 SCLC 患者的已被证实的具有确切
疗效的分子靶向药物，对于局限期 SCLC 经过合理治疗，5 年生
存率为 20% ～ 25%。

　　2015 年 ASCO 在 ACCP 治疗 SCLC 的指南基础上经过更新
文献搜索，总结出相应的临床实践指南。对于局限期 SCLC 患
者，指南建议：手术应用于临床分期为Ⅰ期的 SCLC 患者，对于
体力状况评分较高者应行同步放化疗；胸部放疗应该尽早应用到
整个治疗的方案中，最好能在化疗 1 或 2 个周期之后进行；化疗
应该采用铂类 + 依托泊苷方案并达到 4 个周期；对于化疗能达到
完全或部分缓解的 SCLC 患者，行 PCI 可以延长患者的生存期。
可以看出对于 SCLC 患者的治疗，ASCO 与 ACCP 并没有太大改
变，化疗药物和周期并没有改变，新的分子靶向药物并没有验证
其有效性。

　　2018 年第 2 版 NCCN 指南推荐：仅有经过证实纵隔淋巴结
未侵犯的Ⅰ期（T1 ～ 2N0M0）的 SCLC 患者适用于手术；手
术方式建议行肺叶切除术，不建议行部分或者楔形切除术；术

后行辅助化疗或者放化疗，单纯辅助化疗用于纵隔淋巴结阴性的 SCLC 患者，同步放化疗或者纵隔放射治疗推荐用于淋巴结转移的患者（并没有相关数据支持此种治疗方式）；超过 I 期（T1～2N0M0）的患者进行手术并不能使患者获益，并且相关研究发现低于 5% 的患者为真正的 I 期，化疗结束后建议行 PCI 以提高患者的生存率。

总之，仔细分期评估排除存在远处转移瘤后，局限期小细胞肺癌患者需要接受综合治疗。对于没有远处转移瘤、肺门淋巴结受累和纵隔淋巴结受累的证据，且没有其他手术禁忌证的临床 I 期（cT1～2 N0）SCLC 患者，需行切除术，然后应进行 4 个周期含顺铂的辅助化疗。对于大部分有肺门或纵隔淋巴结受累临床或病理证据的 SCLC 患者，初始治疗需要放化疗。如果 SCLC 患者不适合手术，我们推荐 4 个周期含铂类联合化疗，并联合同步胸部放疗。对于化疗方案，我们推荐采用基于铂类的两药联合方案进行 4 个周期的化疗，并联合放疗。顺铂＋依托泊苷通常为优选的化疗方案，可联合同步放疗。在顺铂禁忌或耐受不良的患者中，可用卡铂代替顺铂。我们推荐胸部放疗与化疗同步进行，而不是完成化疗后序贯胸部放疗，化疗第 1 或第 2 周期行胸部放疗，而不是更晚的化疗周期。对于初始化疗后完全缓解或部分缓解的患者需要行 PCI。

目前针对 SCLC 的治疗仍然是延续近 30 年传统的放化疗为基础的治疗，鉴于 SCLC 的异质性及基因组的复杂性，首先，要从诊断入手提高 SCLC 的诊出率，比如联合传统的细胞学、免疫组化、二代测序等方式。其次，针对当下靶向药物的临床试验并不能明显改善患者的预后及免疫治疗的蓬勃发展，多种方式综合治疗即放化疗＋靶向治疗＋免疫治疗或许可以给 SCLC 患者带来一线生机。最后，SCLC 分子病理的机制仍未完全明确，仍需技术的进步给予分子层面的解释、大量的临床试验进行新药的研发及新的治疗策略指导临床实践。

（邵为朋）

参考文献

1. CHEN W Q, ZHENG R S, BAADE P D, et al. Cancer statistics in China, 2015. CA Cancer J Clin, 2016, 66 (2)：115-132.

2. DEVESA S S, BRAY F, VIZCAINO A P, et al. International lung cancer trends by histologic type：male：female differences diminishing and adenocarcinoma rates rising. Int J Cancer, 2005, 117 (2)：294- 299.

3. GRAHAM E A, SINGER J J. Landmark article oct 28, 1933. successful removal of an entire lung for carcinoma of the bronchus. By Evarts A. Graham and J. J. Singer. JAMA, 1984, 251 (2)：257-260.

4. KREYBERG L. Histological lung cancer types. a morphological and biological correlation. Acta Pathol Microbiol Scand Suppl, 1962 (suppl 157)：1-92.

5. MILLER A B, FOX W, TALL R. Five-year follow-up of the medical research

council comparative trial of surgery and radiotherapy for the primary treatment of small-celled or oat-celled carcinoma of the bronchus. Lancet, 1969, 2 (7619) : 501-505.

6. FOX W, SCADDING J G. Medical research council comparative trial of surgery and radiotherapy for primary treatment of small-celled or oat-celled carcinoma of bronchus. ten-year follow-up. Lancet, 1973, 2 (7820) : 63-65.

7. ZELEN M. Keynote address on biostatistics and data retrieval. Cancer Chemother Rep 3, 1973, 4 (2) : 31-42.

8. LAD T, PIANTADOSI S, THOMAS P, et al. A prospective randomized trial to determine the benefit of surgical resection of residual disease following response of small cell lung cancer to combination chemotherapy. Chest, 1994, 106 (6 suppl) : 320s-323s.

9. GOLDSTRAW P, CROWLEY J, CHANSKY K, et al. The IASLC lung cancer staging project: proposals for the revision of the TNM stage groupings in the forthcoming (seventh) edition of the TNM classification of malignant tumours. J Thorac Oncol, 2007, 2 (8) : 706-714.

10. GOLDSTRAW P, CHANSKY K, CROWLEY J, et al. The IASLC lung cancer staging project: proposals for revision of the tnm stage groupings in the forthcoming (Eighth) edition of the TNM classification for lung cancer. J Thorac Oncol, 2016, 11 (1) : 39-51.

11. DAVIS S, CRINO L, TONATO M, et al. A prospective analysis of chemotherapy following surgical resection of clinical stage I-II small-cell lung cancer. Am J Clin Oncol, 1993, 16 (2) : 93-95.

12. ROSTAD H, NAALSUND A, JACOBSEN R, et al. Small cell lung cancer

in norway. should more patients have been offered surgical therapy? Eur J Cardiothorac Surg, 2004, 26 (4)：782-786.

13. SCHREIBER D, RINEER J, WEEDON J, et al. Survival outcomes with the use of surgery in limited-stage small cell lung cancer： should its role be re-evaluated? Cancer, 2010, 116 (5)：1350-1357.

14. IWATA T, NISHIYAMA N, NAGANO K, et al. Role of pulmonary resection in the diagnosis and treatment of limited-stage small cell lung cancer：revision of clinical diagnosis based on findings of resected specimen and its influence on survival. Gen Thorac Cardiovasc Surg, 2012, 60 (1)：43-52.

15. COMBS S E, HANCOCK J G, BOFFA D J, et al. Bolstering the case for lobectomy in stages I, II, and IIIA small-cell lung cancer using the National Cancer Data Base. J Thorac Oncol, 2015, 10 (2)：316-323.

16. SØRENSEN M, PIJLS-JOHANNESMA M, FELIP E, et al. Small-cell lung cancer：ESMO clinical practice guidelines for diagnosis, treatment and follow-up. Ann Oncol, 2010, 21 (suppl 5)：v120-v125.

17. JETT J R, SCHILD S E, KESLER K A, et al. Treatment of small cell lung cancer：diagnosis and management of lung cancer, 3rd Ed：American College of Chest Physicians Evidence-Based Clinical Practice Guidelines. Chest, 2013, 143 (5 suppl)：e400S-e419S.

18. RUDIN C M, ISMAILA N, HANN C L, et al. Treatment of small-cell lung cancer：American Society of Clinical Oncology Endorsement of the American College of Chest Physicians Guideline. J Clin Oncol, 2015, 33 (34)：4106-4111.

19. SCHNEIDER B J, SAXENA A, DOWNEY R J. Surgery for early-stage small

cell lung cancer. J Natl Compr Canc Netw, 2011, 9（10）：1132-1139.

20. TSUCHIYA R, SUZUKI K, ICHINOSE Y, et al. Phase II trial of postoperative adjuvant cisplatin and etoposide in patients with completely resected stage i-iiia small cell lung cancer：the japan clinical oncology lung cancer study group trial（JCOG9101）. J Thorac Cardiovasc Surg, 2005, 129（5）：977-983.

21. HARA N, ICHINOSE Y, KUDA T, et al. Long-term survivors in resected and nonresected small cell lung cancer. Oncology, 1991, 48（6）：441-447.

22. WADA H, YOKOMISE H, TANAKA F, et al. Surgical treatment of small cell carcinoma of the lung：advantage of preoperative chemotherapy. Lung Cancer, 1995, 13（1）：45-56.

23. VERONESI G, SCANAGATTA P, LEO F, et al. Adjuvant surgery after carboplatin and VP16 in resectable small cell lung cancer. J Thorac Oncol, 2007, 2（2）：131-134.

24. GRANETZNY A, BOSEILA A, WAGNER W, et al. Surgery in the tri-modality treatment of small cell lung cancer. stage-dependent survival. Eur J Cardiothorac Surg, 2006, 30（2）：212-216.

25. OKAMOTO H, WATANABE K, KUNIKANE H, et al. Randomised phase III trial of carboplatin plus etoposide vs split doses of cisplatin plus etoposide in elderly or poor-risk patients with extensive disease small-cell lung cancer：JCOG 9702. Br J Cancer, 2007, 97（2）：162-169.

26. LEE S M, JAMES L E, QIAN W, et al. Comparison of gemcitabine and carboplatin versus cisplatin and etoposide for patients with poor-prognosis small cell lung cancer. Thorax, 2009, 64（1）：75-80.

27. WARDE P, PAYNE D. Does thoracic irradiation improve survival and local control in limited-stage small-cell carcinoma of the lung? a meta-analysis. J Clin Oncol, 1992, 10 (6): 890-895.

28. GASPAR L E, GAY E G, CRAWFORD J, et al. Limited-stage small-cell lung cancer (stages I-III): observations from the National Cancer Data Base. Clin Lung Cancer, 2005, 6 (6): 355-360.

29. Hochstenbag M M, Twijnstra A, Wilmink J T, et al. Asymptomatic brain metastases (BM) in small cell lung cancer (SCLC): MR-imaging is useful at initial diagnosis.J Neurooncol, 2000, 48 (3): 243-248.

30. Bunn Jr P A, Kelly K.Prophylactic cranial irradiation for patients with small-cell lung cancer. J Natl Cancer Inst, 1995, 87 (3): 161-162.

31. Slotman B, Faivre-Finn C, Kramer G, et al. Prophylactic cranial irradiation in extensive small-cell lung cancer.N Engl J Med, 2007, 357 (7): 664-672.

32. Takahashi T, Yamanaka T, Seto T, et al. Prophylactic cranial irradiation versus observation in patients with extensive-disease small-cell lung cancer: a multicentre, randomised, open-label, phase 3 trial. Lancet Oncol, 2017, 18 (5): 663-671.

33. Ullrich A, Schlessinger J.Signal transduction by receptors with tyrosine kinase activity. Cell, 1990, 61 (2): 203-212.

34. Johnson B E, Fischer T, Fischer B, et al. Phase II study of imatinib in patients with small cell lung cancer.Clin Cancer Res, 2003, 9 (16 Pt 1): 5880-5887.

35. Moore A M, Einhorn L H, Estes D, et al. Gefitinib in patients with chemo-sensitive and chemo-refractory relapsed small cell cancers: a Hoosier Oncology Group

phase II trial. Lung Cancer, 2006, 52（1）: 93-97.

36. Pollak M.The insulin and insulin-like growth factor receptor family in neoplasia: an update. Nat Rev Cancer, 2012, 12（3）: 159-169.

37. Ferté C, Loriot Y, Clémenson C, et al. IGF-1R targeting increases the antitumor effects of DNA-damaging agents in SCLC model: an opportunity to increase the efficacy of standard therapy.Mol Cancer Ther, 2013, 12（7）: 1213-1222.

38. Brooks A N, Kilgour E, Smith P D.Molecular pathways: fibroblast growth factor signaling: a new therapeutic opportunity in cancer. Clin Cancer Res, 2012, 18（7）: 1855-1862.

39. Ma P C, Kijima T, Maulik G, et al. c-MET mutational analysis in small cell lung cancer: novel juxtamembrane domain mutations regulating cytoskeletal functions. Cancer Res, 2003, 63（19）: 6272- 6281.

40. Park K S, Martelotto L G, Peifer M, et al. A crucial requirement for Hedgehog signaling in small cell lung cancer. Nat Med, 2011, 17（11）: 1504-1508.

41. Umemura S, Mimaki S, Makinoshima H, et al. Therapeutic priority of the PI3K/AKT/mTOR pathway in small cell lung cancers as revealed by a comprehensive genomic analysis. J Thorac Oncol, 2014, 9（9）: 1324-1331.

42. Pandya K J, Dahlberg S, Hidalgo M, et al. A randomized, phase II trial of two dose levels of temsirolimus (CCI-779) in patients with extensive-stage small-cell lung cancer who have responding or stable disease after induction chemotherapy: a trial of the Eastern Cooperative Oncology Group (E1500). J Thorac Oncol, 2007, 2（11）: 1036-1041.

43. Tiseo M, Boni L, Ambrosio F, et al. Italian multicenter phase III randomized

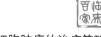

study of cisplatin-etoposide with or without bevacizumab as first-line treatment in extensive stage small cell lung cancer: treatment rationale and protocol design of the GOIRC-AIFA FARM6PMFJM trial. Clin Lung Cancer, 2015, 16 (1): 67-70.

44. ISHII H, AZUMA K, KAWAHARA A, et al. Significance of programmed cell death-ligand 1 expression and its association with survival in patients with small cell lung cancer. J Thorac Oncol, 2015, 10 (3): 426-430.

45. RECK M, BONDARENKO I, LUFT A, et al. Ipilimumab in combination with paclitaxel and carboplatin as first-line therapy in extensive-disease-small-cell lung cancer: results from a randomized, double-blind, multicenter phase 2 trial. Ann Oncol, 2013, 24 (1): 75-83.

46. Reck M, Luft A, SZCZESNA A, et al. Phase III randomized trial of ipilimumab plus etoposide and platinum versus placebo plus etoposide and platinum in extensive-stage small-cell lung cancer. J Clin Oncol, 2016, 34 (31): 3740-3748.

47. Lad T, Piantadosi S, Thomas P, et al. A prospective randomized trial to determine the benefit of surgical resection of residual disease following response of small cell lung cancer to combination chemotherapy. Chest, 1994, 106 (6 suppl): 320S-323S.

48. Evans W K, Shepherd F A, Feld R, et al. VP-16 and cisplatin as first-line therapy for small-cell lung cancer.J Clin Oncol, 1985, 3 (11): 1471-1477.

附录

基于高分辨率 CT 影像学指导 ≤ 2cm GGN 肺癌手术方式胸外科专家共识（2019 版）

北京医学会胸外科分会、中国医疗保健国际交流促进会胸外科分会

  肺癌是世界上发病率及死亡率最高的恶性肿瘤，我国肺癌发病率及死亡率呈逐年增加趋势，文献报道不同分期肺癌患者生存差异明显，如ⅠA 期肺癌患者 5 年生存率可达 92%，ⅣA 期肺癌患者 5 年生存率仅为 10%，ⅣB 期肺癌患者 5 年生存率为 0。在我国，仅有不足 30% 肺癌患者在诊断时为早期，具有手术根治性切除的机会。因此，肺癌的早期发现、早期诊断、早期治疗对于提高肺癌患者生存率尤为重要。发表于《新英格兰杂志》的研究显示低剂量胸部 CT 筛查使肺癌高危人群死亡率降低了 20%，随后欧美国家及我国公布了对高危人群进行低剂量 CT 筛查的建

议及相关政策。

目前以 GGN 表现为主的早期肺癌外科手术的指南／共识很少。NCCN 指南推荐肺叶切除术＋纵隔淋巴结清扫／采样术仍是直径≤ 2 cm 的肺癌的金标准。如果行亚肺叶切除术需至少满足以下 1 条标准：病理诊断为原位癌；肿瘤 GGN 成分所占比例（GGN%）超过 50%；肿瘤倍增时间不少于 400 天。2018 年上海市肺科医院针对 GGN 为主早期肺癌提出了肺科医院共识，该共识针对具有不同病理新分类的早期肺腺癌提出了术前检查模式、手术方式、术后治疗及随访方案。

由于术中快速冰冻病理和术后病理仍然存在一定差异，基于病理诊断的手术切除方式会受到一定程度的影响。鉴于此，北京地区胸外科专家基于已发表的研究结果，提出依据术前高分辨率 CT 影像表现对 GGN 小肺癌（≤ 2 cm）选择合理手术方式的专家共识，即《基于高分辨 CT 影像学指导≤ 2 cm GGN 肺癌手术方式胸外科专家共识（2019 版）》。

1. 术前评估

一般认为纯 GGN 和 GGN% ≥ 75% 不具有侵袭性，不发生远处转移，术前纯 GGN 和 GGN% ≥ 75% 不推荐行头颅 MRI、骨扫描、PET-CT 等除外远处转移；术前可行血液化验、ECG、胸部高分辨率 CT、肺功能检查等。（证据级别 2B 级）

GGN% ＜ 75% 具有潜在侵袭性，可能会发生淋巴结转移或远处转移。建议术前行头颅 MRI、骨扫描、PET-CT 等除外远处转移。（证据级别 2B 级）

2. 手术方式选择

基于 1995 年发表的研究结果，肺叶切除术是非小细胞肺癌外科治疗的首选手术方式。亚肺叶切除术是否能够成为小细胞肺癌的首选手术方式，不同研究结果存在较大争议。日本 JCOG 0804 研究是一项针对影像学表现为非浸润性腺癌患者（GGN% ＞ 50%）进行亚肺叶切除术预后的观察性研究。该结论已于 2018 年在 ASCO 会议上进行报告，总的 5 年生存率为 99.7%。

亚肺叶切除术与肺叶切除术效果比较的前瞻性研究中最有代表性的研究是来自日本的 JCOG0802 研究及美国癌症和白血病工作组（Cancer and Leukemia Group B，CALGB）140503 研究。这两项研究均是针对直径≤ 2 cm 非小细胞肺癌患者进行的前瞻性多中心研究。JCOG0802 的研究中亚肺叶切除术组仅纳入了肺段切除；CALGB140503 的研究对亚叶切除与肺叶切除的预后结果进行比较，这两项研究目前尚未报道长期随访结果。近期，JCOG0802 研究结果显示与肺叶切除术相比，肺段切除术并没有增加围术期总并发症发生率；仅复杂肺段切除术增加围术期支气管胸膜瘘发生率。

【推荐】

①实性成分比例（consolidation/tumor ratio，CTR）≤ 25% 的肺癌，推荐亚肺叶切除术。（证据级别 2B 级）

周围型肺癌推荐行肺楔形切除术。

中央型肺癌如位于某一个肺段内，行肺段切除术 / 复合肺段切除术 / 联合亚段切除术，以保证足够切缘。

手术切缘应符合基本肿瘤学原则，术中需保证切缘（术中切缘）距离肿瘤边缘＞2 cm 或＞肿瘤最大径，如切缘不足，需行肺叶切除术。

术中淋巴结冰冻病理结果决定是否需要扩大切除及淋巴结清扫。

② CTR ＞ 25% 的肺癌，推荐行肺叶切除术。（证据级别 2B 级）

③纯 GGN 即 CTR=0 的肺癌生长速度慢，通常手术切除后病理为浸润前病变，远期预后好。周围型病灶推荐行楔形切除术；中央型病变推荐行肺段切除术 / 复合肺段切除术 / 联合亚段切除术，尽量避免行肺叶切除术。（证据级别 2B 级）

3. 年龄

高龄患者由于并发症较多，心肺功能储备较差，术后容易出现呼吸功能不全、肺部感染及心脏相关并发症。目前对于高龄患者首选肺叶切除术还是亚肺叶切除术存在争议。

【推荐】

对于心肺功能储备满意的高龄患者，参照肿瘤大小及 CTR 选择手术方式；对于心肺功能储备较差的高龄患者，推荐亚肺叶切除术作为首选术式。（证据级别 2A 级）

近年来中国肺癌的发病率明显上升，并趋于年轻化。肺癌在中老年群体的发病率趋于稳定甚至有下降趋势，青年肺癌发病率却呈现出逐年上升的趋势。在实现根治性的前提下，最大限度保留肺功能、提高青年患者远期生活质量是外科医生关注的热点。日本 JCOG0802 研究发现当 CTR ≤ 25% 时，患者出现淋巴结转移、胸膜侵犯、淋巴血管侵犯（影像学上表现为非浸润性癌）的机会很小，其敏感度为 98.7%。

【推荐】

青年患者，参照肿瘤大小及 CTR 选择手术方式。待 JCOG0804 研究远期效果公布之后，参照结果调整 CTR。（证据级别 2A 级）

4. 多发 GGN

多原发肺癌具有非浸润性、多中心起源的特点。在进行手术的非小细胞肺癌患者中，有 2.6% ～ 7.9% 的患者具有同时性多原发肺癌。在普通人群中同时性多原发肺癌发病率为 0.2% ～ 8%。依据国际肺癌研究协会提出的第 8 版分期，应针对多原发肺癌每一个结节进行分期。对于 CT 表现为多发 GGN 的患者，应根据最大结节直径进行 T 分期。

①同时性多原发肺癌的术前检查，考虑到并不能完全除外肺内转移，推荐行 PET-CT 和（或）头颅 MRI 除外远处转移。（证据级别 2A 级）

②外科手术治疗多原发肺癌原则：首先处理较大病灶或 GGN% 较低病灶，同时兼顾较小病灶或 GGN% 较高病灶。（证据级别 2A 级）

多原发肺癌位于同一肺叶，推荐行肺叶切除术同期切除所有病灶。

同侧不同肺叶多原发肺癌：如患者肺功能允许，可采取同期手术，较大病灶或 GGN% 较低病灶所在部位行肺叶切除术，较小病灶或 GGN% 较高病灶采取亚肺叶切除术；或两病灶均采用亚肺叶切除术。

病灶位于两侧肺叶时，如身体状况好，可以同期处理双侧病灶；如同期手术风险较高，推荐优先处理位置靠近肺边缘，手术切除范围较小的病灶，二期手术切除对侧病灶。如患者身体状况不能耐受双侧手术或二期手术，推荐优先处理较大病灶或 GGN% 较低病灶，分期手术间隔不短于 2 周。

如病灶不能全部切除，推荐切除较大病灶或 GGN% 较低病灶，其他病灶严密观察。

5. 淋巴结切除方式

肺叶切除术加系统性淋巴结清扫是早期肺癌外科治疗的标准术式。国际肺癌研究协会在修订第 8 版肺癌 TNM 分期中声明：淋巴结有无转移是肺癌患者分期和预后最可靠的指标。然而对于肺癌手术中采取何种淋巴结处理的方式，如系统性淋巴结清扫、系统性淋巴结采样、叶特异性淋巴结清扫及淋巴结采样等方式仍存在一定争议。

基于随机对照试验 ACOSOG Z0030 的研究结果，系统性淋巴结采样可获得与系统性淋巴结清扫相同的肿瘤治疗效果，NCCN 推荐对于肺癌手术患者可行系统性淋巴结清扫或采样术，术中至少切除 12 个淋巴结。AJCC 指南推荐至少采样 6 站淋巴结，其中需有 3 站纵隔淋巴结（包括第 7 组）、3 站肺内淋巴结。

一项大样本回顾性研究结果显示，叶特异性淋巴结清扫可以获得与系统性淋巴结清扫类似的 5 年生存率（81.5% *vs.* 75.9%），另一项研究也得出了类似的结论。近年来随着以 GGN 成分为主的非小细胞肺癌的逐渐增多，大部分学者认为 GGN 为主非小细胞肺癌是一种特殊类型的肺癌，不具有远处转移及侵袭的特性，很少会发生远处转移。但迄今为止仍未有研究对该类肺癌患者如何进行淋巴结切除得出结论。

【推荐】

术中冰冻如为 AIS，可考虑不进行淋巴结清扫或采样；对于术

中冰冻回报为其他类型非小细胞肺癌，推荐进行系统性淋巴结采样，以保证术后 TNM 分期完整性。（证据级别 2B 级）

6. 术后病理

术前影像学表现与术后病理表现并不完全一致。术后病理有淋巴血管浸润、胸膜侵犯、STAS 者，为术后复发高危因素；病理新分类为微乳头型者预后较差。

【推荐】

如患者已行肺叶切除术，即使术后分期为ⅠA 期，建议行术后辅助化疗或术后每 3 个月复查（证据级别 2B 级）；如患者接受了亚肺叶切除术，推荐二次手术，行肺叶切除术，或直接行术后辅助化疗。（证据级别 2B 级）

7. 术后随访

【推荐】

AIS、MIA 术后可每年复查一次胸部 CT 平扫，不必复查头颅 MRI、全身骨扫描、PET-CT 等。（证据级别 2B 级）

其他肺腺癌参照 NCCN 指南，术后病理分期为Ⅰ～Ⅱ期患者，每 6 个月复查胸部（增强）CT，2～3 年后每年复查 1 次。如有相关症状，建议查头颅 MRI、骨扫描或者 PET-CT。（证据级别 2A 级）

8. 相关定义

（1）名词释义

① GGN 肺窗（窗宽 1000 ～ 2000 HU、窗位 −500 ～ 700 HU），纵隔窗（窗宽 350 ～ 600 HU、窗位 30 ～ 60 HU）：指存在于肺内的局灶性密度增高影，但其密度又不足以掩盖经过的支气管血管束。根据有无实性成分，可分为 pGGN 和 mGGN。

② 实性成分比例：病灶最大层面，混合密度磨玻璃结节中实性成分的比例＝实性成分最大径 / 磨玻璃影成分最大径 ×100%。

③ 肿瘤阴影消失率（tumor disappearance ratio，TDR）：（纵隔窗病灶长径 × 纵隔窗病灶的宽径）/（肺窗病灶长径 × 肺窗病灶宽径）。

周围型肺癌：胸部 CT 上肺癌中心位于外 1/3。中央型肺癌：胸部 CT 上肺癌中心位于内 2/3。

（2）病理新分类

2011 年国际肺癌研究协会、美国胸科学会、欧洲呼吸学会共同提出了肺腺癌新分类，包括非典型腺瘤样增生、原位腺癌、微浸润腺癌和浸润性腺癌。

（3）GGN 和病理新分类的相关性

① pGGN 一般对应病理类型为 AIS、AAH 或 MIA，极少数也可表现为 IAC。实性成分 ＜ 5 mm 的 mGGN 病理类型多为

MIA；若 mGGN 的实性成分直径＞ 5 mm，往往提示存在 IAC 可能。

②AAH 影像表现为直径＜ 5 mm、形态规则的 pGGN；AIS 影像表现为直径 5 ～ 30 mm 的 pGGN 或 mGGN，CT 值较 AAH 略高；MIA 影像表现为直径 5 ～ 30 mm 且实性成分≤ 5 mm 的 mGGN。

参考文献

1. BRAY F，FERLAY J，SOERJOMATARAM I，et al. Global cancer statistics 2018：GLOBOCAN estimates of incidence and mortality worldwide for 36 cancers in 185 countries .CA Cancer J Clin，2018，68（6）：394- 424.

2. CHEN W Q，ZHENG R，BAADE P D，et al. Cancer statistics in China，2015. CA Cancer J Clin，2016，66（2）：115-132.

3. GOLDSTRAW P，CHANSKY K，CROWLEY J，et al. The IASLC Lung Cancer Staging Project：Proposals for revision of the TNM stage groupings in the Forthcoming (Eighth) Edition of the TNM classification for lung cancer. J Thorac Oncol，2016，11（1）：39-51.

4. National Lung Screening Trial Research Team，ABERLE D R，ADAMS A M，et al. Reduced lung-cancer mortality with low-dose computed tomographic screening. N Engl J Med，2011，365（5）：395-409.

5. WOOD D E，KAZEROONI E，BAUM S L，et al. Lung cancer screening，version 1.2015：featured updates to the NCCN guidelines. J Natl Compr Canc Netw，

2015, 13 (1): 23-34.

6. PEDERSEN J H, RZYMAN W, VERONESI G, et al. Recommendations From the European Society of Thoracic Surgeons (ESTS) regarding computed tomography screening for lung cancer in Europe. Eur J Cardiothorac Surg, 2017, 51 (3): 411-420.

7. MacMahon H, Naidich D P, Goo J M, et al. Guidelines for management of incidental pulmonary nodules detected on CT images: from the Fleischner Society 2017. Radiology, 2017, 284 (1): 228-243.

8. Gould M K, Donington J, Lynch W R, et al. Evaluation of individuals with pulmonary nodules: when is it lung cancer? Diagnosis and management of lung cancer, 3rd ed: American College of Chest Physicians evidence-based clinical practice guidelines. Chest, 2013, 143 (5 suppl): e93S-e120S.

9. Bai C, Choi C M, Chu C M, et al. Evaluation of pulmonary nodules: Clinical Practice Consensus Guidelines for Asia.. Chest, 2016, 150 (4): 877-893.

10. 周清华, 范亚光, 王颖, 等. 中国肺癌低剂量螺旋 CT 筛查指南 (2018 年版). 中国肺癌杂志, 2018, 21 (2): 67-75.

11. 中华医学会呼吸病学分会肺癌学组, 中国肺癌防治联盟专家组. 肺结节诊治中国专家共识 (2018 年版). 中华结核和呼吸杂志, 2018, 41 (10): 763-771.

12. 姜格宁, 陈昶, 朱余明, 等. 上海市肺科医院磨玻璃结节早期肺腺癌的诊疗共识 (第一版). 中国肺癌杂志, 2018, 21 (3): 147-159.

13. AUSTIN J H, MÜLLER N L, FRIEDMAN P J, et al. Glossary of terms for CT of the lungs: recommendations of the Nomenclature Committee of the Fleischner Society. Radiology, 1996, 200 (2): 327-331.

14. COLLINS J, STERN E J. Ground-glass opacity at CT: the ABCs. AJR Am J

Roentgenol, 1997, 169（2）：355-367.

15. TAKAMOCHI K, NAGAI K, YOSHIDA J, et al. Pathologic N0 status in pulmonary adenocarcinoma is predictable by combining serum carcinoembryonic antigen level and computed tomographic findings. J Thorac Cardiovasc Surg, 2001, 122（2）：325-330.

16. TRAVIS W D, BRAMBILLA E, NOGUCHI M, et al. International Association for the Study of Lung Cancer/American Thoracic Society/European Respiratory Society：international multidisciplinary classification of lung adenocarcinoma：executive summary. Proc Am Thorac Soc, 2011, 8（5）：381-385.

17. GODOY M C B, NAIDICH D P. overview and strategic management of subsolid pulmonary nodules. J Thorac Imaging, 2012, 27（4）：240- 248.

18. LEE H Y, CHOI Y L, LEE K S, et al. Pure ground- glass opacity neoplastic lung nodules：histopathology, imaging, and management. AJR Am J Roentgenol, 2014, 202（3）：w224-w233.

19. IKEHARA M, SAITO H, YAMADA K, et al. Prognosis of small adenocarcinoma of the lung based on thin-section computed tomography and pathological preparations. J Comput Assist Tomogr, 2008, 32（3）：426-431.

20. OHDE Y, NAGAI K, YOSHIDA J, et al. The proportion of consolidation to ground-glass opacity on high resolution CT is a good predictor for distinguishing the population of non-invasive peripheral adenocarcinoma. Lung Cancer, 2003, 42（3）：303-310.

21. SUZUKI K, KUSUMOTO M, WATANABE S I, et al. Radiologic classification of small adenocarcinoma of the lung：radiologic- pathologic correlation and its prognostic impact. Ann Thorac Surg, 2006, 81（2）：413-419.

22. HASHIZUME T, YAMADA K, OKAMOTO N, et al. Prognostic significance of thin-section CT scan findings in small-sized lung adenocarcinoma. Chest, 2008, 133 (2): 441-447.

23. CHO H, LEE H Y, KIM J, et al. Pure ground glass nodular adenocarcinomas: are preoperative positron emission tomography/computed tomography and brain magnetic resonance imaging useful or necessary? J Thorac Cardiovasc Surg, 2015, 150 (3): 514-520.

24. CHO J Y, LEEM C S, KIM Y, et al. Solid part size is an important predictor of nodal metastasis in lung cancer with a subsolid tumor. BMC Pulm Med, 2018, 18 (1): 151.

25. GINSBERG R J, RUBINSTEIN L V. Randomized trial of lobectomy versus limited resection for T1 N0 non-small cell lung cancer. Lung Cancer Study Group. Ann Thorac Surg, 1995, 60 (3): 615-623.

26. NAKAMURA H, KAWASAKI N, TAGUCHI M, et al. Survival following lobectomy vs limited resection for stage i lung cancer: a meta-analysis. Br J Cancer, 2005, 92 (6): 1033-1037.

27. YENDAMURI S, SHARMA R, DEMMY M, et al. Temporal trends in outcomes following sublobar and lobar resections for small (≤ 2 cm) non-small cell lung cancers--a surveillance epidemiology end results database analysis. J Surg Res, 2013, 183 (1): 27-32.

28. FAN J, WANG L, JIANG G N, et al. Sublobectomy versus lobectomy for stage I non-small-cell lung cancer, a meta-analysis of published studies. Ann Surg Oncol, 2012, 19 (2): 661-668.

29. NAKAMURA K, SAJI H, NAKAJIMA R, et al. A phase III randomized

trial of lobectomy versus limited resection for small-sized peripheral non-small cell lung cancer (JCOG0802/WJOG4607L) . Jpn J Clin Oncol, 2010, 40 (3) : 271-274.

30. Blasberg J D, Pass H I, Donington J S. Sublobar resection: a movement from the lung cancer study group. J Thorac Oncol, 2010, 5 (10) : 1583-1593.

31. SUZUKI K, SAJI H, AOKAGE K, et al. Comparison of pulmonary segmentectomy and lobectomy: safety results of a randomized trial. J Thorac Cardiovasc Surg, 2019, 158 (3) : 895-907.

32. SAWADA S, YAMASHITA N, SUGIMOTO R, et al. Long-term outcomes of patients with ground-glass opacities detected using CT scanning. Chest, 2017, 151 (2): 308-315.

33. ZHANG Z R, FENG H X, XIAO F, et al. Limited resection in clinical stage I non-small cell lung cancer patients aged 75 years old or more: a Meta-analysis. Ann Transl Med, 2018, 6 (18) : 359.

34. DOMINGUEZ-VENTURA A, CASSIVI S D, ALLEN M S, et al. Lung cancer in octogenarians: factors affecting long-term survival following resection. Eur J Cardiothorac Surg, 2007, 32 (2) : 370-374.

35. OKAMI J, HIGASHIYAMA M, ASAMURA H, et al. Pulmonary resection in patients aged 80 years or over with clinical stage i non- small cell lung cancer: prognostic factors for overall survival and risk factors for postoperative complications. J Thorac Oncol, 2009, 4 (10) : 1247-1253.

36. KILIC A, SCHUCHERT M J, PETTIFORD B L, et al. Anatomic segmentectomy for stage I non-small cell lung cancer in the elderly. Ann Thorac Surg, 2009, 87 (6) : 1662-1668.

37. JEMAL A, MURRAY T, WARD E, et al. Cancer statistics, 2005. CA Cancer

中国医学临床百家

J Clin, 2005, 55（1）: 10-30.

38. BRYANT A S, CERFOLIO R J. Differences in outcomes between younger and older patients with non-small cell lung cancer. Ann Thorac Surg, 2008, (5): 1735-1739.

39. SUZUKI K, KOIKE T, ASAKAWA T, et al. A prospective radiological study of thin-section computed tomography to predict pathological noninvasiveness in peripheral clinical IA lung cancer （Japan clinical oncology group 0201）. J Thorac Oncol, 2011, 6（4）: 751-756.

40. KOZOWER B D, LARNER J M, DETTERBECK F C, et al. Special treatment issues in non-small cell lung cancer: diagnosis and management of lung cancer, 3rd ed: American college of chest physicians evidence- based clinical practice guidelines. Chest, 2013, 143（5 Suppl）: e369S-e399S.

41. NAKATA M, SAWADA S, YAMASHITA M, et al. Surgical treatments for multiple primary adenocarcinoma of the lung. Ann Thorac Surg, 2004, 78（4）: 1194-1199.

42. TROUSSE D, BARLESI F, LOUNDOU A, et al. Synchronous multiple primary lung cancer: an increasing clinical occurrence requiring multidisciplinary management. J Thorac Cardiovasc Surg, 2007, 133（5）: 1193-1200.

43. CHANG Y L, WU C T, LEE Y C.Surgical treatment of synchronous multiple primary lung cancers: experience of 92 patients. J Thorac Cardiovasc Surg, 2007, 134（3）: 630-637.

44. ROSTAD H, STRAND T, NAALSUND A, et al. Resected synchronous primary malignant lung tumors: a population-based study. Ann Thorac Surg, 2008, 85（1）: 204-209.

45. YU Y C, HSU P K, YEH Y C, et al. Surgical results of synchronous multiple primary lung cancers: similar to the stage-matched solitary primary lung cancers? Ann Thorac Surg, 2013, 96 (6): 1966-1974.

46. WARTH A, MACHER-GOEPPINGER S, MULEY T, et al. Clonality of multifocal nonsmall cell lung cancer: implications for staging and therapy. Eur Respir J, 2012, 39 (6): 1437-1442.

47. MARTINI N, MELAMED M R. Multiple primary lung cancers. J Thorac Cardiovasc Surg, 1975, 70 (4): 606-612.

48. ANTAKLI T, SCHAEFER R F, RUTHERFORD J E, et al. Second primary lung cancer. Ann Thorac Surg, 1995, 59 (4): 863-867.

49. BRUNELLI A, CHARLOUX A, T BOLLIGER C, et al. ERS/ESTS clinical guidelines on fitness for radical therapy in lung cancer patients (surgery and chemo-radiotherapy). Eur Respir J, 2009, 34 (1): 17-41.

50. LEYN P D, DOOMS C, KUZDZAL J, et al. Revised ESTS guidelines for preoperative mediastinal lymph node staging for non- small-cell lung cancer. Eur J Cardiothorac Surg, 2014, 45 (5): 787-798.

51. ASAMURA H, CHANSKY K, CROWLEY J, et al. The international association for the study of lung cancer lung cancer staging project: proposals for the revision of the N descriptors in the forthcoming 8th edition of the TNM classification for lung cancer. J Thorac Oncol, 2015, 10 (12): 1675-1684.

52. DARLING G E, ALLEN M S, DECKER P A, et al. Randomized trial of mediastinal lymph node sampling versus complete lymphadenectomy during pulmonary resection in the patient with N0 or N1 (less than hilar) non-small cell carcinoma: results of the American College of Surgery Oncology Group Z0030 trial. J Thorac

Cardiovasc Surg, 2011, 141 (3): 662-670.

53. DETTERBECK F C, POSTMUS P E, TANOUE L T. The stage classification of lung cancer: diagnosis and management of lung cancer, 3rd ed: american college of chest physicians evidence-based clinical practice guidelines. Chest, 2013, 143 (5 suppl): e191S-e210S.

54. HISHIDA T, MIYAOKA E, YOKOI K, et al. Lobe-specific nodal dissection for clinical stage I and II NSCLC: japanese multi- institutional retrospective study using a propensity score analysis. J Thorac Oncol, 2016, 11 (9): 1529-1537.

55. ADACHI H, SAKAMAKI K, NISHII T, et al. Lobe-specific lymph node dissection as a standard procedure in surgery for non-small cell lung cancer: a propensity score matching study. J Thorac Oncol, 2017, 12 (1): 85-93.

56. TSUTANI Y, SUZUKI K, KOIKE T, et al. High-risk factors for recurrence of stage I lung adenocarcinoma: follow-up data from JCOG0201. Ann Thorac Surg, 2019, 108 (5): 1484-1490.

57. EGUCHI T, KAMEDA K, LU S, et al. Lobectomy is associated with better outcomes than sublobar resection in spread through air spaces (STAS) -positive T1 lung adenocarcinoma: a propensity score-matched analysis. J Thorac Oncol, 2019, 14 (1): 87-98.

58. YANAGAWA N, SHIONO S, ABIKO M, et al. The clinical impact of solid and micropapillary patterns in resected lung adenocarcinoma. J Thorac Oncol, 2016, 11 (11): 1976-1983.

出版者后记
Postscript

科学技术文献出版社自 1973 年成立即开始出版医学图书，40 余年来，医学图书的内容和出版形式都发生了很大变化，这些无一不与医学的发展和进步相关。《中国医学临床百家》从 2016 年策划至今，感谢 600 余位权威专家对每本书、每个细节的精雕细琢，现已出版作品近百种。2018 年，丛书全面展开学科总主编制，由各个学科权威专家指导本学科相关出版工作，我们以饱满的热情迎来了《中国医学临床百家》丛书各个分卷的诞生，也期待着《中国医学临床百家》丛书的出版工作更加科学与规范。

近几年，中国的临床医学有了很大的发展，在国际医学领域也开始崭露头角。以北京天坛医院牵头的 CHANCE 研究成果改写美国脑血管病二级预防指南为标志，中国一批临床专家的科研成果正在走向世界。但是，这些权威临床专家的科研成果多数首先发表在国外期刊上，之后才在国内期刊、会议中展现。如果出版专著，又为多人合著，专家个人的观点和成果精华被稀释。为改变这种零落的展现方式，作为科技部主管的唯一一家出版机构，我们有责任为中国的临床医生提供一个系统展示临床研究成果的舞台。为此，我们策划出版了这套高端医学专著——《中国医学临床百家》丛书。

"百家"既指临床各学科的权威专家，也取百家争鸣之义。

丛书中每一本书阐述一种疾病的最新研究成果及专家观点，按年度持续出版，强调医学知识的权威性和时效性，以期细致、连续、全面展示我国临床医学的发展历程。与其他医学专著相比，本丛书具有出版周期短、持续性强、主题突出、内容精练、阅读体验佳等特点。在图书出版的同时，同步通过万方数据库等互联网平台进入全国的医院，让各级临床医师和医学科研人员通过数据库检索到专家观点，并能迅速在临床实践中得以应用。

在与作者沟通过程中，他们对丛书出版的高度认可给了我们坚定的信心。北京协和医院邱贵兴院士说"这个项目是出版界的创新……项目持续开展下去，对促进中国临床学科的发展能起到很大作用"。中国工程院院士孙颖浩表示"我鼓励我国的泌尿外科医生把自己的创新成果和宝贵的经验传播给国内同行，我期待本丛书的出版"；北京大学第一医院霍勇教授认为"百家丛书很有意义"。我们感谢这么多临床专家积极参与本丛书的写作，他们在深夜里的奋笔，感动着我们，鼓舞着我们，这是对本丛书的巨大支持，也是对我们出版工作的肯定，我们由衷地感谢作者的支持与付出！

在传统媒体与新兴媒体相融合的今天，打造好这套在互联网时代出版与传播的高端医学专著，为临床科研成果的快速转化服务，为中国临床医学的创新及临床医师诊疗水平的提升服务，我们一直在努力！

科学技术文献出版社

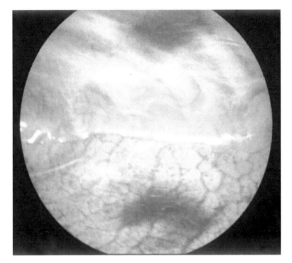

彩插 1　经皮穿刺注射亚甲蓝定位肺 GGO 后在胸腔镜下表现（正文 052 页）

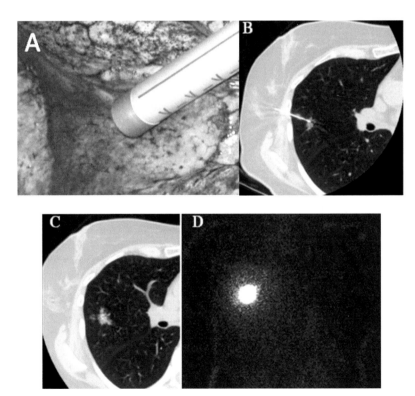

A. 胸腔镜手术时放射性核素探头；B. CT引导下穿刺定位；C. 注射含有造影剂和放射性核素；

D. ECT 扫描确认病变区域呈高摄取。

彩插 2　放射性核素定位（正文 055 页）

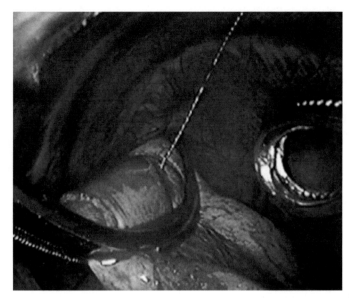

彩插 3 胸腔镜手术时带钩金属丝定位效果（正文 057 页）

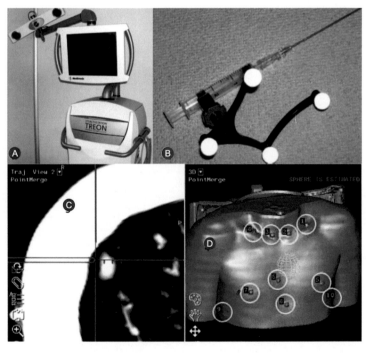

A. 图像导航系统主机；B. 导航匹配定位用注射器；C. CT 二维图像实时显示穿刺针头位于病灶内；D. 重建图像同步提示穿刺针末端进入靶标区域。

彩插 4 电磁导航气管镜引导下注射染料定位（正文 066 页）